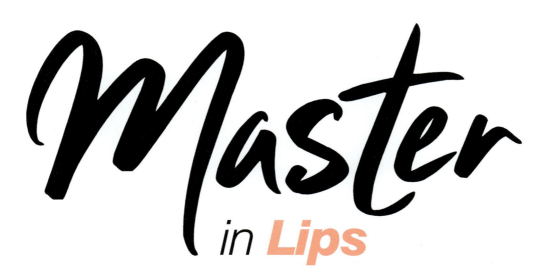

Agradecimentos

À minha família, fonte de amor, alegria e suporte incondicionais, que sempre me estimula a ir além e acredita na realização de nossos sonhos.

Ao meu incrível time de trabalho, cujas paixão e dedicação transformam metas em realidade.

A cada paciente, por me permitir fazer parte de suas histórias e de suas vidas e cumprir minha missão neste mundo.

A todos os envolvidos direta ou indiretamente nesta obra, meus agradecimentos.

Que este livro nos inspire a continuarmos evoluindo.

Sempre.

Dedicatória

Dedico este livro a Deus, que me guia e fortalece a cada passo desta caminhada.

Prefácio

Uma mulher passou, lenta, como uma visão,
Com a graça de um naufrágio em um céu de tempestade;
Seus olhos, como dois astros, brilhavam de paixão,
E seus lábios, como rubis, me feriram de leve

(BAUDELAIRE, Charles)

"Lá vem a Bocão da Royal."

Esta frase me acompanhou durante grande parte da minha infância. Ser chamada de "Bocão da Royal" era doloroso e irritante, mas, ao mesmo tempo, meu apurado senso estético reconhecia o poder e a singularidade dessa característica. Enquanto meus colegas viam minha boca como algo desproporcional, eu começava a entender que ela era, de fato, o que equilibrava meu rosto anguloso, trazendo uma feminilidade que, sem ela, talvez se perdesse.

Desde cedo, e durante tantos anos de exercício da Dermatologia, experimento a dualidade do significado dos lábios, essa abordagem polarizada que historicamente permeia sua percepção. O bem e o mal. O sagrado e o profano. O *sexy* e o recatado. Mas uma coisa é certa: todas – e todos – os desejam, mesmo que não revelem a ninguém.

Desde a Antiguidade, os lábios têm sido venerados e explorados sob diversas perspectivas. Filósofos, poetas e psicanalistas atribuíram a eles significados que vão além da mera função biológica. Michel Foucault enxergava a boca como um portal para o poder e a identidade. Ele defendia que os lábios, ao produzirem discurso, se tornavam instrumentos de poder, capazes de construir ou desconstruir realidades. Já Freud via nos lábios o primeiro objeto de erotização, o ponto de partida para a sexualidade através da oralização infantil, quando o prazer e a segurança se manifestam no ato de mamar e de visualizar os lábios da mãe.

A psicanálise nos revela que os lábios carregam em si o paradoxo do desejo e da necessidade, sendo o epicentro de um instinto que conecta o humano ao primitivo, ao mesmo tempo que os projeta para o mundo dos desejos mais complexos. Shakespeare, em *Romeu e Julieta*, imortalizou os lábios como símbolo de amor e tragédia, em que um simples toque entre eles pode selar destinos. Baudelaire, poeta francês, transformava os lábios em símbolos complexos que evocavam tanto a sensualidade como o pecado.

Essas visões filosóficas e literárias que divido com vocês neste momento, como um convite à reflexão, moldaram não apenas minha percepção estética, mas também meu desejo de compreender profundamente a relação entre a aparência e a identidade. Afinal, os lábios não são apenas uma parte do rosto; eles são a expressão do desejo, do amor, da palavra e, como Freud sugeriu, um dos primeiros pontos de contato entre o ser humano e o mundo.

Esse fascínio pelos lábios me guiou em minha trajetória na Medicina e na Dermatologia Cosmiátrica. Ao longo dos anos, busquei as melhores técnicas e inovações para o preenchimento labial, uma área que, para mim, transcende o simples ato de moldar ou aumentar. Cada procedimento é uma homenagem à história que cada paciente carrega, uma história de palavras ditas, de amores vividos, de sonhos expressos.

Durante minha vivência clínica, aprendi que somos nós os agentes de transformação ao externar, por meio das técnicas de preenchimento labial, o emaranhado subjetivo da psique de cada paciente. Por isso, é essencial que, além da técnica, tenhamos uma escuta ativa e acolhedora para fazermos as melhores escolhas junto ao paciente.

Dada a importância do nosso papel, é fundamental considerarmos os dados preocupantes sobre intercorrências em preenchimento labial, que variam de 0 a 5% a cada seis a dez intervenções realizadas. Esses números destacam a necessidade de buscar conhecimento em fontes seguras e de estudar incessantemente para garantir que cada paciente receba o melhor cuidado possível, com segurança e excelência. Se eu pudesse deixar um conselho, seria este: nunca subestime o impacto que suas mãos podem ter na vida de alguém.

Este livro é resultado dessa busca constante por entender e valorizar a importância de cada procedimento estético, onde a técnica se alia ao compromisso de oferecer o melhor cuidado possível, não apenas em seu aspecto visual, mas em tudo o que ele simboliza. Minha missão, ao longo dessas páginas, é compartilhar com você não só técnicas, mas também a profundidade de um amor que se manifesta na transformação que os lábios podem proporcionar na vida de uma pessoa.

Que cada capítulo seja para você, leitor, uma oportunidade de enxergar os lábios sob uma nova perspectiva, entendendo que, assim como na literatura, na filosofia e na psicanálise, eles são muito mais do que aparentam ser. São portais para o desejo, para a identidade e, sobretudo, para a beleza que transcende o físico e toca o que há de mais íntimo em cada ser humano.

Boa leitura!

Sumário

Capítulo 1 EMBRIOLOGIA E FORMAÇÃO DOS LÁBIOS, 1

Capítulo 2 ANATOMIA, INERVAÇÃO E VASCULARIZAÇÃO LABIAL, 7

Capítulo 3 CEFALOMETRIA APLICADA AOS LÁBIOS, 25

Capítulo 4 COMPARTIMENTOS E TUBÉRCULOS LABIAIS, 35

Capítulo 5 FORMATOS LABIAIS, 49

Capítulo 6 CONCEITOS DE VISAGISMO APLICADOS AOS FORMATOS LABIAIS, 61

Capítulo 7 OS LÁBIOS EM DIFERENTES ETNIAS: CARACTERÍSTICAS E PARTICULARIDADES, 69

Capítulo 8 O FILTRO LABIAL, 77

Capítulo 9 ENVELHECIMENTO LABIAL, 85

Capítulo 10 CÂNULA × AGULHA: QUAL ESCOLHER?, 91

Capítulo 11 REOLOGIA DOS ÁCIDOS HIALURÔNICOS, 97

Capítulo 12 ANESTESIA LABIAL: CONCEITOS E TÉCNICAS, 105

Capítulo 13 TÉCNICAS PARA PREENCHIMENTO LABIAL: INTRODUÇÃO, 117

Capítulo 14 TÉCNICAS PARA MELHORAR O FORMATO LABIAL, 123

Capítulo 15 TÉCNICAS PARA VOLUME LABIAL, 157

Capítulo 16 TÉCNICAS PARA EVERSÃO E PROJEÇÃO LABIAL, 171

Capítulo 17 ORIENTAÇÕES APÓS PREENCHIMENTO LABIAL, 181

Capítulo 18 COMPLICAÇÕES DO PREENCHIMENTO LABIAL: IDENTIFICAÇÃO, MANEJO E TRATAMENTO, 185

Capítulo 19 CONSIDERAÇÕES FINAIS, 197

BIBLIOGRAFIA, 201

ÍNDICE REMISSIVO, 211

Capítulo 1
Embriologia e Formação dos Lábios

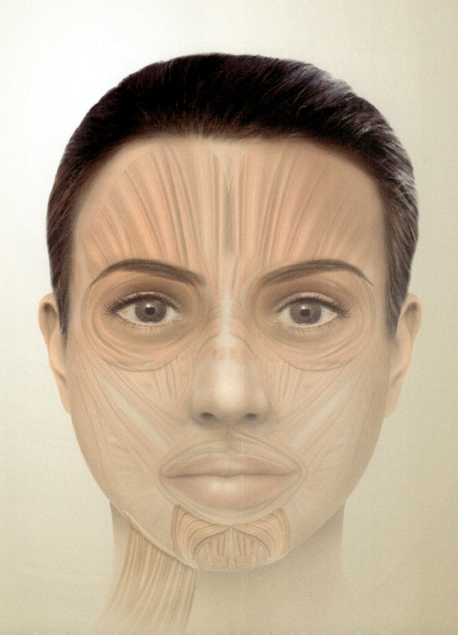

Os lábios são elementos extremamente importantes em uma face, em especial na feminina. Independentemente da idade e da cultura, os lábios sempre foram considerados componentes de destaque e uma referência marcante de beleza e comunicação.

Lábios cheios, bem-perfundidos, avermelhados e túrgidos estão associados à juventude, enquanto lábios muito finos, pouco perfundidos, com as comissuras voltadas para baixo, podem provocar uma sensação de envelhecimento, tristeza e amargura. Os lábios, assim como os olhos, são elementos fundamentais de nossa expressão e comunicação – verbal e não verbal.

Antes de mergulharmos propriamente no tratamento dos lábios, precisamos entender a anatomia da região. Quando nos referimos à anatomia labial, devemos lembrar elementos que vão desde a embriologia e passam pela estratigrafia, musculatura e vascularização. Com esse conhecimento em mãos, podemos entender como são feitos e construídos lábios belos.

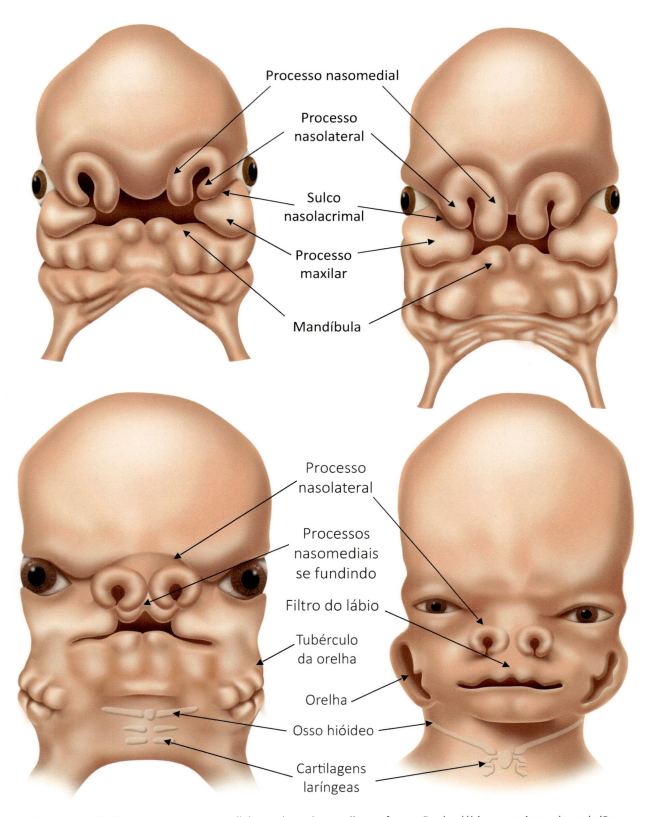

Figura 1 Fusão dos processos nasomedial, nasolateral e maxilar na formação dos lábios superiores do embrião.

Embriologicamente, no processo de desenvolvimento fetal, os lábios superiores são formados pela junção dos processos nasolaterais e nasomediais aos processos maxilares, enquanto os inferiores são constituídos pela união dos processos mandibulares. Após os primeiros 35 dias de gestação já é possível observar o começo desse processo, tendo início a fusão entre os processos nasais lateral e medial e a formação das fossas nasais. Aos 38 dias, os processos maxilar e nasal medial estão em contato direto e irão, posteriormente, fundir-se para formar o lábio superior. O lábio superior é, portanto, formado pela junção dos processos nasais laterais e mediais e pelos processos maxilares. A Figura 2 mostra as áreas que darão origem a cada uma das partes do lábios superior – o processo nasal medial é responsável pela formação do filtro, ao passo que os processos maxilares originarão o vermelhão do lábio.

O lábio inferior é constituído pela fusão dos processos mandibulares, procedentes do primeiro arco faríngeo, entre a quinta e a sétima semana de vida embrionária. Defeitos em seu fechamento são mais raros do que no do lábio superior, mas podem estar associados a malformações.

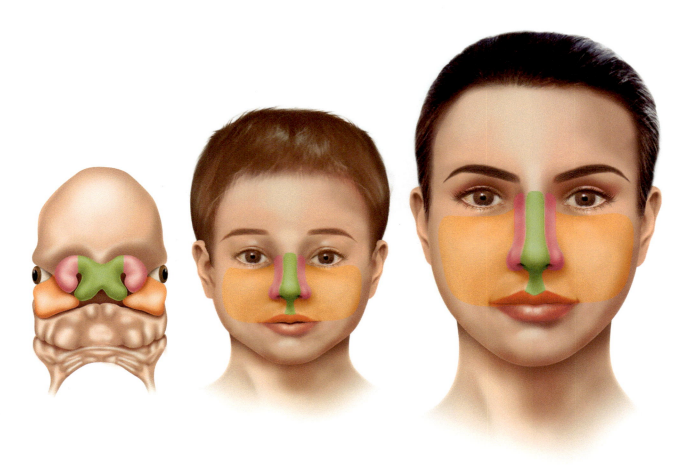

Figura 2 Contribuição dos processos maxilar (*laranja*) e nasal lateral (*rosa*), bem como dos processos nasais mediais (*verde*), para o desenvolvimentos das estruturas labiais e nasais. (Adaptada de Senders *et al.*, 2003.)

Capítulo 2
Anatomia, Inervação e Vascularização Labial

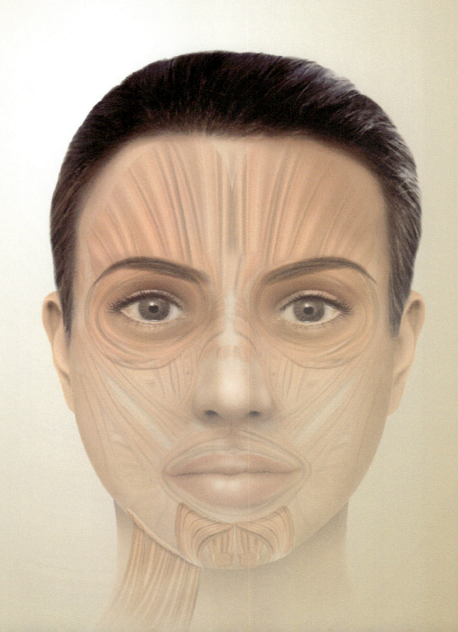

O conhecimento a respeito da estrutura e anatomia labial é fundamental para o preenchimento dos lábios.

Os lábios consistem em dobras de tecido mole na parte inferior da face que vedam o contato da cavidade oral com o mundo exterior.

O lábio superior ocupa a região compreendida entre o subnásio e o estômio, tendo como limites laterais as pregas nasolabiais, enquanto o lábio inferior abrange a região localizada entre o estômio e a prega labiomentual e tem as comissuras como limites laterais.

A partir do ápice do arco do cupido, no lábio superior, estendem-se duas pregas verticais – as cristas filtrais – que formam uma depressão central. Esse conjunto, chamado filtro, consiste em uma região de adensamento dérmico e de fibras colágenas e elásticas.

Apesar de frequentemente nos referirmos aos lábios como a região do vermelhão dos lábios, devemos levar em consideração que toda a estrutura formada por mucosa, semimucosa e lábio cutâneo caracteriza essa região, e essas estruturas podem e devem ser abordadas para fins de embelezamento labial.

Uma área de pele muito fina – um epitélio escamoso estratificado não queratinizado, altamente vascularizado – o vermelhão dos lábios é composto por apenas três a cinco camadas celulares, ao passo que a pele normal apresenta em torno de 16 camadas. Não há apêndices cutâneos nessa região, salvo em raras condições, como nos grânulos de Fordyce. A fina espessura da pele do vermelhão dos lábios, associada à paucidade de melanócitos na região, é responsável pela pele avermelhada característica em razão da visualização dos vasos subjacentes.

A anatomia labial externa compreende as estruturas apresentadas na Figura 3 e descritas a seguir:

1. **Filtro:** estende-se do septo nasal externo até o ápice do arco do cupido.
2. **Cristas filtrais:** delimitam os bordos do filtro e podem assumir formato paralelo, triangular, côncavo ou até mesmo plano.
3. **Depressão filtral:** área central do filtro, compreendida entre as cristas filtrais.
4. **Rolo branco:** linha branca de pele localizada na transição entre a parte cutânea do lábio e o vermelhão do lábio.
5. **Arco do cupido:** localizado na base do filtro, consiste em uma área de transição entre este e o vermelhão dos lábios, com formato característico em "V".
6. **Ápice do arco do cupido:** área caracterizada pelo fim das cristas filtrais, as quais formam os ápices do "V".
7. **Lábio cutâneo:** parte cutânea do lábio que envolve toda a área do vermelhão dos lábios e filtro.
8. **Borda do vermelhão dos lábios:** parte marginal do vermelhão dos lábios, logo abaixo do rolo branco.
9. **Vermelhão dos lábios:** parte vermelha dos lábios.
10. **Tubérculos labiais superiores:** áreas de protuberância natural dos lábios – há três tubérculos no lábio superior. Os tubérculos labiais são elevações graduais de tecido conjuntivo que promovem protuberâncias nessas regiões, podendo ser mais ou menos projetados de acordo com os formatos labiais.
11. **Estômio:** ponto cefalométrico que corresponde à abertura entre os lábios, onde os lábios superior e inferior se tocam. Pode ser dividido em estômio superior e estômio inferior.
12. **Tubérculos labiais inferiores:** áreas de protuberância natural dos lábios inferiores, representadas por dois tubérculos.
13. **Comissuras labiais:** cantos dos lábios; área onde se encontram os cantos dos lábios superior e inferior. Essas comissuras podem estar na mesma posição dos lábios, voltadas para baixo ou para cima. O posicionamento das comissuras pode estar relacionado com o processo de envelhecimento, as características individuais ou até mesmo com o posicionamento dos músculos da mímica labial. Abaixo da pele, nos cantos laterais dos lábios, há um complexo em forma de cone – o modíolo – onde as fibras musculares dos fascículos superior e inferior do músculo orbicular da boca se entrelaçam com fibras de músculos extrínsecos (zigomáticos maior e menor, bucinador, risório e depressor labial inferior). O músculo orbicular da boca assume a função de esfíncter, enquanto os músculos adjacentes estão envolvidos na expressão facial.
14. **Subnásio:** ponto cefalométrico abaixo do nariz, onde se inicia o lábio superior.
15. **Sulco mentual:** depressão localizada no mento que marca o fim do lábio inferior.
16. **Lábio cutâneo inferior:** área compreendida entre as comissuras labiais e o sulco labiomentual.

CAPÍTULO 2 ▪ ANATOMIA, INERVAÇÃO E VASCULARIZAÇÃO LABIAL

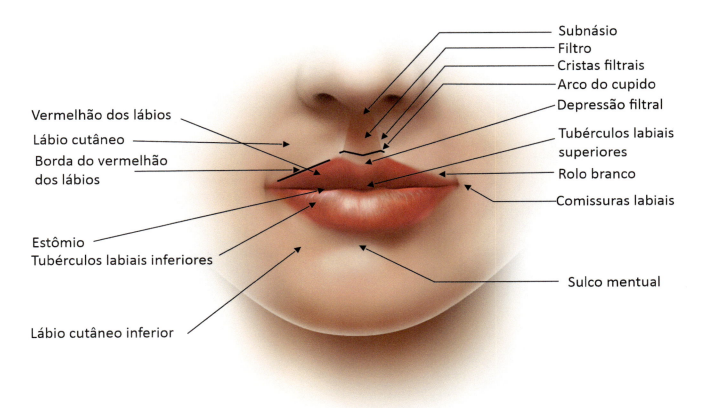

Figura 3 Anatomia labial externa.

INERVAÇÃO

Os lábios contêm alta densidade de estruturas nervosas. De fato, quando estudamos o homúnculo de Penfield (Figura 4) ou a representação das sensações cerebrais mapeadas pictoricamente, verificamos que os lábios são proporcionalmente maiores do que quase todas as outras estruturas do corpo. Isso se deve às inúmeras células cerebrais responsáveis pela sensação e a movimentação dos lábios. A inervação motora do lábio é fornecida pelos nervos faciais, que geralmente penetram os músculos faciais na superfície profunda.

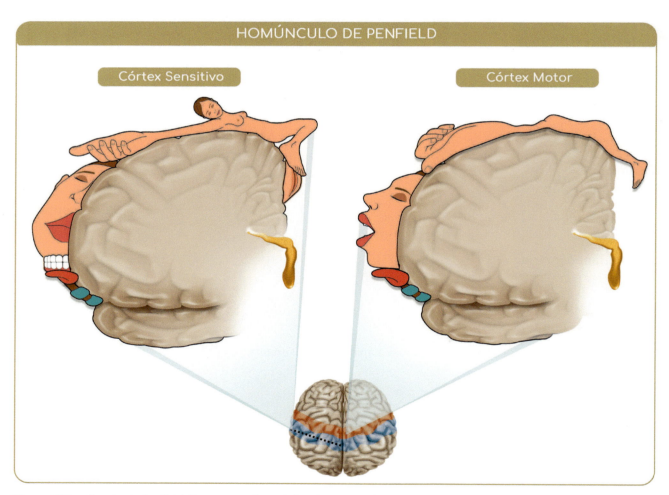

Figura 4 Homúnculo de Penfield. Representação artística de como diferentes pontos da superfície do corpo se apresentam nos hemisférios cerebrais.

A inervação sensorial dos lábios é promovida pelos ramos maxilar e mandibular do nervo trigêmeo. A interrupção dos aferentes e eferentes nervosos pode resultar em movimento discinético ou lesão labial inadvertida em virtude da falta de sensibilidade (por exemplo, mordidas, queimaduras).

O nervo infraorbitário, ramo terminal do nervo maxilar, sai do forame infraorbitário, aproximadamente 4 a 7mm abaixo da borda orbital, e segue abaixo do levantador do lábio superior e superficialmente ao levantador do ângulo da boca, inervando a região lateral do nariz, a asa nasal, a columela, a face medial e o lábio superior.

Ramos do nervo mandibular inervam o lábio inferior e o queixo. Um desses ramos é o nervo alveolar inferior, que percorre o corpo da mandíbula para sair no forame mentual, o qual está localizado abaixo do segundo pré-molar mandibular e apresenta de 6 a 10mm de variabilidade lateral.

Os nervos infraorbitário e mentoniano saem por um forame com sua artéria correspondente (Figura 5). Para evitar complicações ao injetar preenchedores dérmicos, cabe identificar esses nervos, pressionando o forame com a ponta do dedo, o que causa dor ou um ponto de pressão sensível.

O nervo craniano VII (nervo facial), o principal nervo motor dos músculos faciais, se divide em cinco ramos, seguindo um padrão muito parecido com os dedos estendidos colocados na lateral do rosto. Os ramos são: temporal, zigomático, bucal, marginal da mandíbula e cervical. Os músculos periorais são inervados, principalmente, pelos ramos bucal e mandibular deste nervo.

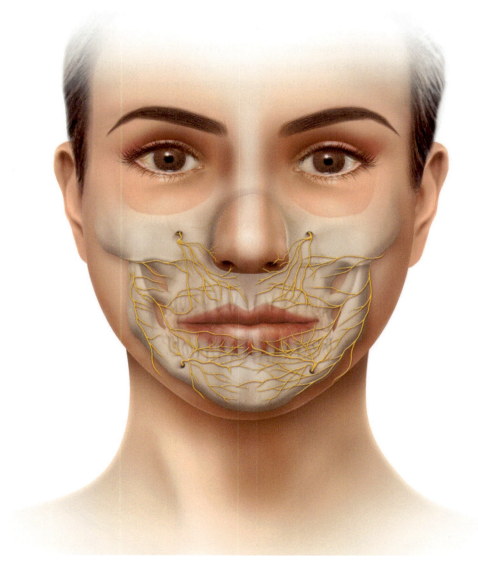

Figura 5 Inervação sensorial dos lábios.

MUSCULATURA DAS REGIÕES LABIAL E PERILABIAL

Doze músculos faciais influem na forma e função da região perioral e podem ser agrupados de acordo com sua função e localização:

Grupo 1

Os músculos desse grupo se inserem no modíolo – ponto de encontro fibroso onde se conectam sete músculos. Localizado lateral e ligeiramente superior a cada ângulo da boca, seu suprimento nervoso motor é derivado do nervo facial e seu suprimento sanguíneo provém de ramos labiais da artéria facial:

1. **Orbicular da boca**
   - *Função:* apertar os lábios e pressioná-los contra os dentes durante a contração. O músculo orbicular da boca profundo é responsável pela ação esfincteriana dos lábios.
   - *Origem:* origina-se no modíolo.

2. **Levantador do ângulo da boca**
   - *Função:* elevar a comissura labial.
   - *Origem:* origina-se da fossa canina da maxila, abaixo do forame infraorbitário.

3. **Zigomático maior**
   - *Função:* elevar e mover lateralmente a comissura labial.
   - *Origem:* origina-se do osso zigomático, imediatamente anterior à linha de sutura zigomático-temporal, e passa inferior e medialmente sobre o bucinador e o levantador do ângulo da boca para se inserir no modíolo.

4. **Bucinador**
   - *Função:* pressionar os lábios e a bochecha contra os dentes.
   - *Origem:* origina-se do processo alveolar posterior da maxila, da rafe pterigomandibular e do corpo da mandíbula.

5. **Risório**
   - *Função:* puxar a comissura labial lateralmente.
   - *Origem:* origina-se da fáscia parotídea e passa medial e anteriormente em um plano transversal para se inserir no modíolo.

6. **Depressor do ângulo da boca**
   - *Função:* deprimir e mover lateralmente a comissura labial.
   - *Origem:* origina-se da linha oblíqua na mandíbula anterior, abaixo dos dentes caninos e pré-molares.

7. **Platisma *pars modiolaris***
   - *Função:* pode servir como depressor do canto do lábio inferior.
   - *Origem:* origina-se da fáscia e pele sobre o peitoral maior e o deltoide e se insere na borda inferior da mandíbula e na pele da região facial inferior. Nos lábios, insere-se nos músculos da lateral do lábio inferior.

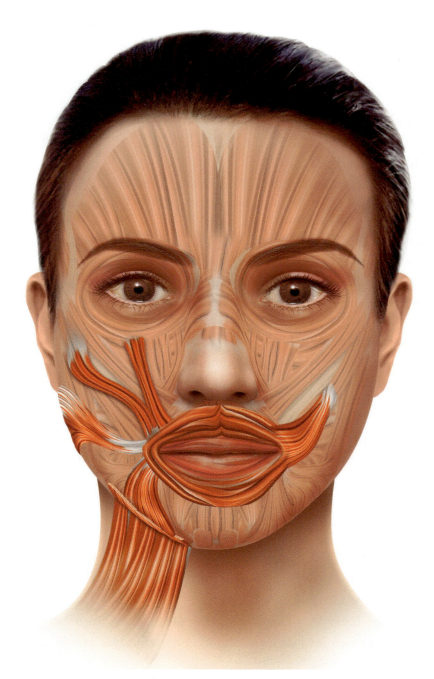

Figura 6 Músculos que se inserem no modíolo.

Grupo 2

Os músculos desse grupo se originam da maxila, abaixo do forame infraorbitário, e se inserem no músculo orbicular da boca, em sua porção superior, tendo como função a elevação do lábio superior:

1. **Elevador do lábio superior e da asa do nariz**
   - *Função:* dilatar a narina e elevar o lábio superior.
   - *Origem:* processo frontal da maxila; suas fibras passam inferiormente para se inserir na cartilagem alar nasal lateral e no lábio superior.

2. **Elevador do lábio superior**
   - *Função:* elevar e everter o lábio superior.
   - *Origem:* origina-se da borda orbital inferior na maxila, profundamente ao orbicular dos olhos e superiormente ao forame infraorbitário; suas fibras se inserem na derme do lábio superior e no músculo orbicular da boca.

3. **Zigomático menor**
   - *Função:* elevar e puxar a comissura labial lateralmente.
   - *Origem:* origina-se do zigoma, profundamente ao orbicular dos olhos e imediatamente lateral à sutura zigomático-maxilar.

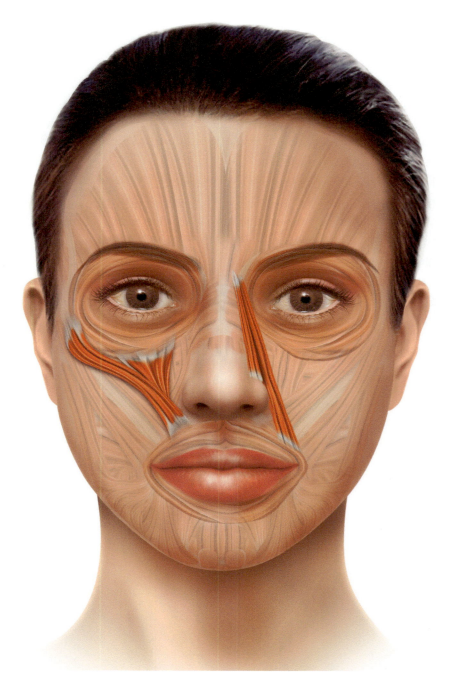

Figura 7 Músculos que se originam da maxila e se inserem no músculo orbicular do lábio superior.

Grupo 3

Os músculos do grupo 3 se inserem no lábio inferior e se originam da borda inferior da mandíbula, inserindo-se na pele do lábio inferior. Agem deprimindo o lábio inferior:

1. **Depressor do lábio inferior**
   - *Função:* abaixa e lateraliza o lábio inferior.
   - *Origem:* origina-se da mandíbula anterolateral e medialmente à inserção do depressor do ângulo da boca; situa-se profundamente ao abaixador do ângulo da boca.

2. **Mentual**
   - *Função:* elevar e protrair o lábio inferior.
   - *Origem:* origina-se na linha média anterior da mandíbula e se insere na pele do queixo.

3. **Platisma (*pars labialis*)**
   - *Função:* pode agir como um depressor labial.
   - *Origem:* origina-se da fáscia que cobre os músculos peitoral maior e deltoide e se insere na borda inferior da mandíbula anterior.

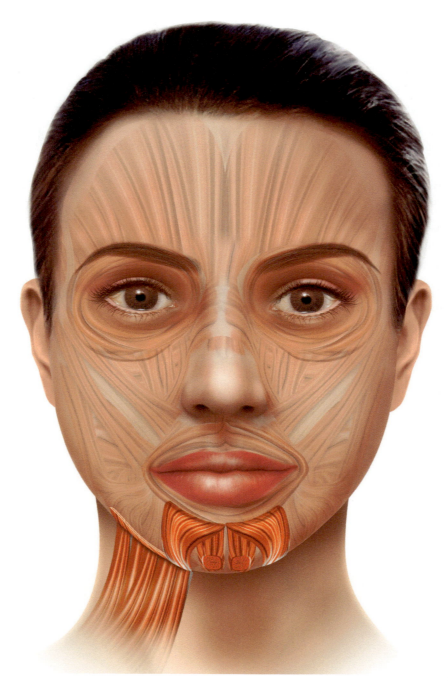

Figura 8 Músculos que se originam da borda inferior da mandíbula e se inserem na pele do lábio inferior.

VASCULARIZAÇÃO LABIAL

O suprimento arterial dos lábios se dá através das artérias labiais, que são ramos da artéria facial. A artéria labial inicia com 5 a 9mm de distância da comissura labial – em geral, acima dela (coincidindo com a comissura labial em menos de 25% dos casos). Tem diâmetro médio de 1,1 +/- 3mm.

Artéria labial superior

Em geral, a artéria labial está localizada no plano submucoso (em 58,5% a 78,1% dos espécimes analisados, segundo estudos com ultrassom realizados em pacientes vivos e em cadáveres), seguido pelo plano intramuscular (em 17,5% a 36,2% dos casos); menos comumente, está situada no plano subcutâneo superficial (entre 2,1% e 5,3% dos casos). Em seu percurso no interior do vermelhão dos lábios, pode mudar de localização e ser encontrada no plano superficial, mais comumente nas porções mediais dos lábios.

A artéria labial pode ser unilateral em 23% a 36% dos casos e, no vermelhão dos lábios, costuma estar localizada mais próximo à mucosa oral do que à pele. A partir dessa localização, emite ramos perfurantes para o vermelhão dos lábios e para a mucosa. A artéria labial pode, ainda, emitir ramos subalares e septal.

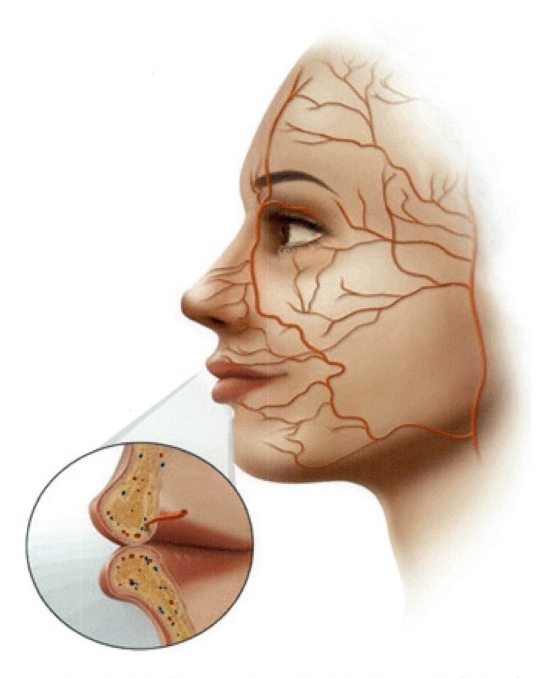

Figura 9 Vascularização dos lábios – no detalhe, a artéria labial superior em sua localização mais usual (subcutâneo profundo) no lábio superior.

Vascularização do filtro

A vascularização do filtro se caracteriza pela presença de três artérias: artéria central do filtro (única), artéria lateral ascendente do filtro e artéria acessória do filtro (direita e esquerda). As artérias filtrais, em geral, estão localizadas em uma porção mais profunda do subcutâneo, sendo os preenchimentos superficiais considerados os mais seguros nessa localização.

Vascularização do lábio inferior

A vascularização do lábio inferior é proporcionada pela artéria labial inferior e a artéria labiomentoniana.

A principal responsável pelo suprimento arterial do lábio é a artéria labial inferior.

A artéria labiomentoniana emite os ramos horizontal e vertical para o lábio.

A artéria labial inferior tem origem abaixo da comissura labial em cerca de 43% dos casos, no nível da comissura em 36% das vezes e acima desta nos casos restantes (21%).

Capítulo 3
Cefalometria Aplicada aos Lábios

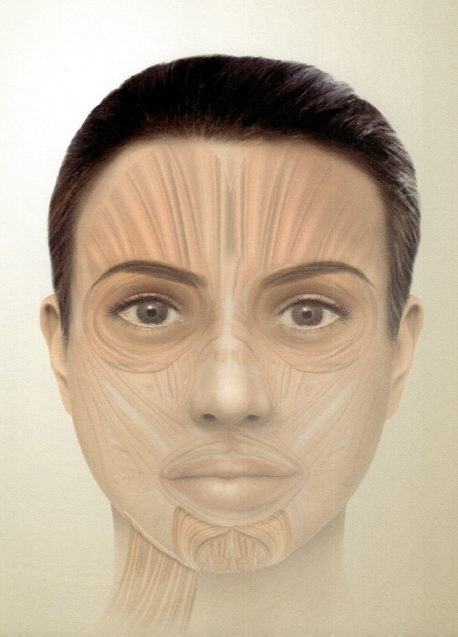

Conhecer os pontos cefalométricos e entender a dinâmica da face em relação à proporção dos lábios é imprescindível para a obtenção de excelentes resultados.

Um dos principais motivos para o insucesso do embelezamento da face por meio de preenchimento labial consiste em deixar de observar as proporções das demais áreas da face.

Antes de realizarmos qualquer procedimento de preenchimento labial, devemos avaliar os lábios nas visões frontal e lateral.

Para facilitar o aprendizado dos principais conceitos relacionados à cefalometria labial, alguns pontos cefalométricos são fundamentais para o entendimento deste tema:

- **Subnásio (Sn):** ponto de união entre o nariz e o lábio cutâneo superior.
- **Lábio superior (Ls)**: ponto mais proeminente do lábio superior na visão lateral.
- **Estômio (Stm):** ponto de oclusão dos lábios.
- **Lábio inferior (Li):** ponto mais proeminente do lábio inferior na visão lateral.
- **Pogônio (Pg):** ponto mais anterior do mento.
- **Mentoniano (Me):** a parte mais inferior do tecido mole do mento.

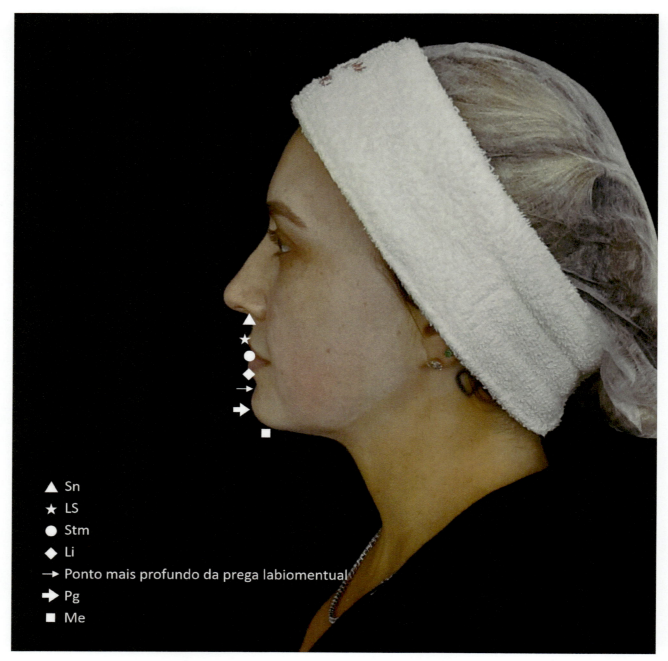

Figura 10 Pontos cefalométricos a serem observados no embelezamento labial.

CAPÍTULO 3 ■ CEFALOMETRIA APLICADA AOS LÁBIOS

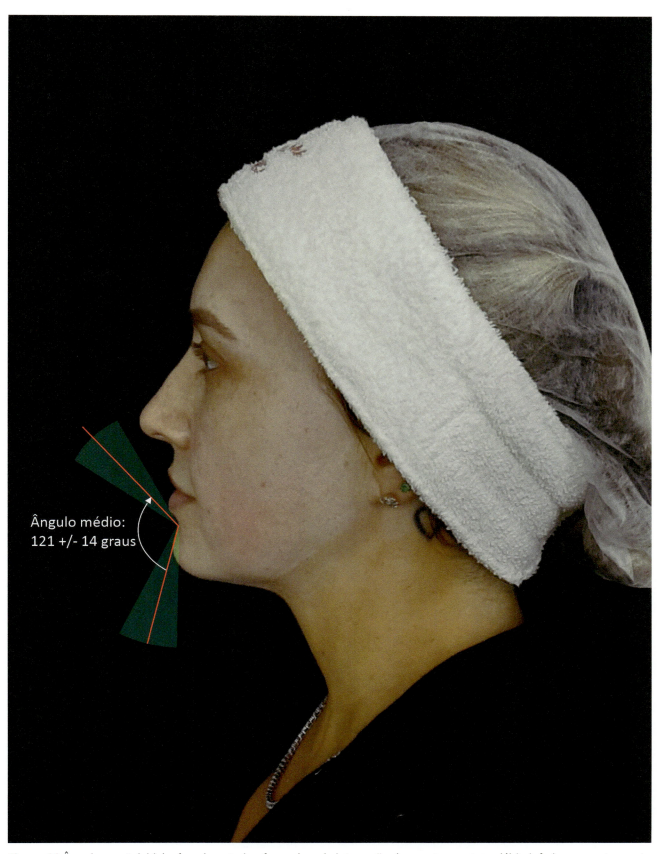

Figura 11 Ângulo mentolabial – ângulo anterior, formado pela interseção de uma tangente ao lábio inferior e uma tangente à parte superior do tecido mole do queixo.

Na visão frontal, algumas descrições da largura labial são consideradas clássicas:

- A largura labial deve corresponder a 40% da distância bizigomática em mulheres, ou seja, a distância do ponto máximo entre ambos os zigomas.
- Ao traçarmos duas linhas verticais que correm da margem medial da íris, as comissuras labiais devem tocá-las.
- A largura dos lábios deve representar 1,5× a largura da base do nariz.

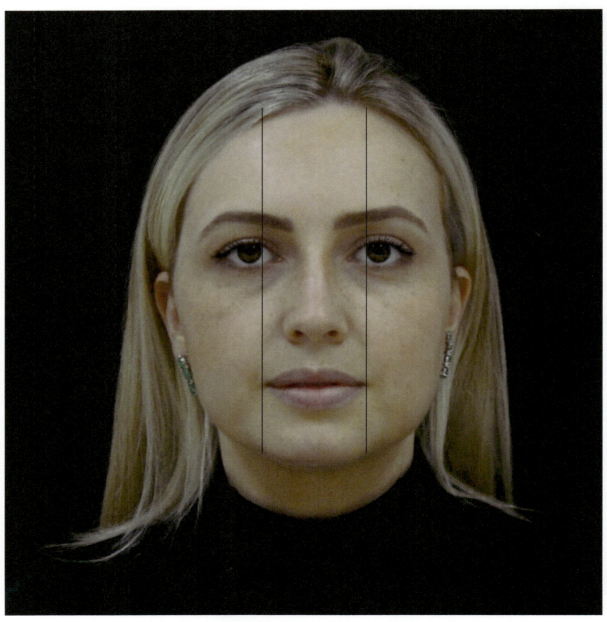

Figura 12 Linha medial da íris coincidindo com o tamanho dos lábios.

Outra proporção cefalométrica a ser observada na visão frontal revela a distância entre o Sn e o Stm, que deve representar um terço, enquanto a distância entre o Stm e o Me deve responder pelos dois terços restantes (Figura 13). Essa medida é particularmente importante nos casos de pacientes que apresentam pouca projeção ou altura mentual, nos quais o preenchimento labial sem o preenchimento associado do mento pode piorar as proporções faciais. Ao mesmo tempo, ao preenchermos o mento, alguns pacientes podem ter a impressão de que os lábios diminuíram de volume.

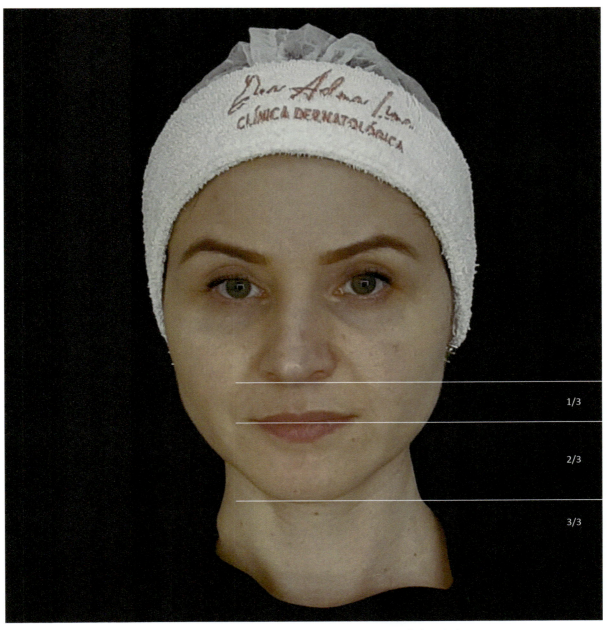

Figura 13 Proporções ideais dos terços da porção inferior da face.

Ao observarmos os lábios em posição lateral, é possível visualizar as linhas formadas pelo plano sagital que englobam o nariz, os lábios e o mento. É importante frisar que os pontos cefalométricos demarcados por essas linhas devem servir de referência, uma vez que elas não foram criadas para avaliação das partes moles da face, mas com intuito odontológico. Na prática, procedemos a uma adaptação das linhas estudadas nesse plano para análise das partes moles da face, organizando, assim, o que seria mais indicado para o embelezamento labial.

A primeira e mais importante linha a ser avaliada nesse plano é a linha de Ricketts (em 1957, considerou que o equilíbrio e a harmonia da estética facial deveriam estar entre os principais objetivos do tratamento ortodôntico). O autor conduziu um estudo em que se utilizava de fotografias de modelos e artistas de cinema com excelentes perfis e, em seguida, apresentou uma linha que procurava quantificar a beleza facial: a linha "E" (Figura 14).

A linha "E" – denominada linha ou plano estético – passa da ponta do nariz até o pogônio. O lábio superior deve estar a uma distância de 4mm dessa linha, e o lábio inferior, a 2mm. Cabe frisar que essas linhas servem apenas como referência – em algumas etnias, como a japonesa, ou segundo as preferências pessoais, é totalmente aceitável, atualmente, que os lábios toquem essa linha no plano sagital.

Em 1962, Steiner destacou que a atenção ao perfil do tecido mole seria de vital importância para uma avaliação dos problemas ortodônticos. Por isso, o autor preconizou o uso de uma linha, tangente ao mento mole, que passasse pelo ponto médio da base do nariz, denominando-a linha "S" (Figura 15).

Cabe enfatizar que esses dois pontos cefalométricos foram medidos para utilização em radiografias de pacientes para tratamentos ortodônticos. Sua utilização serve como base para a avaliação da posição dos lábios, do nariz e do mento. No entanto, essas medidas não devem ser consideradas de maneira absoluta, mas servir de base para a avaliação do paciente e a análise da necessidade de tratamentos adicionais (por exemplo, de mento e nariz), além do preenchimento labial.

CAPÍTULO 3 ■ CEFALOMETRIA APLICADA AOS LÁBIOS

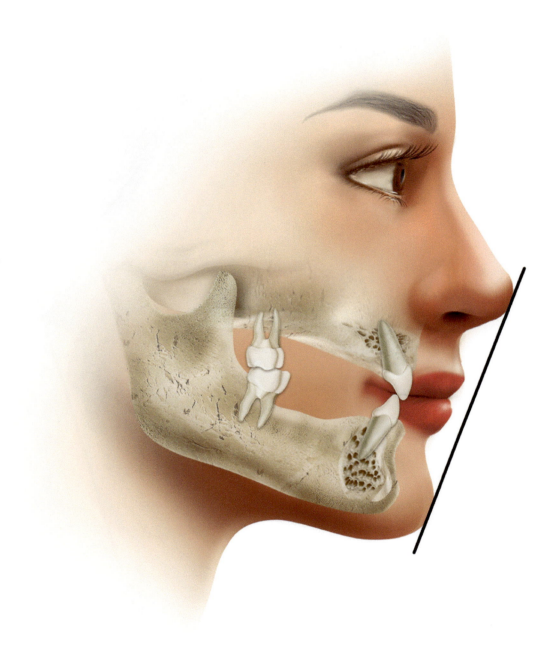

Figura 14 Linha "E" de Ricketts.

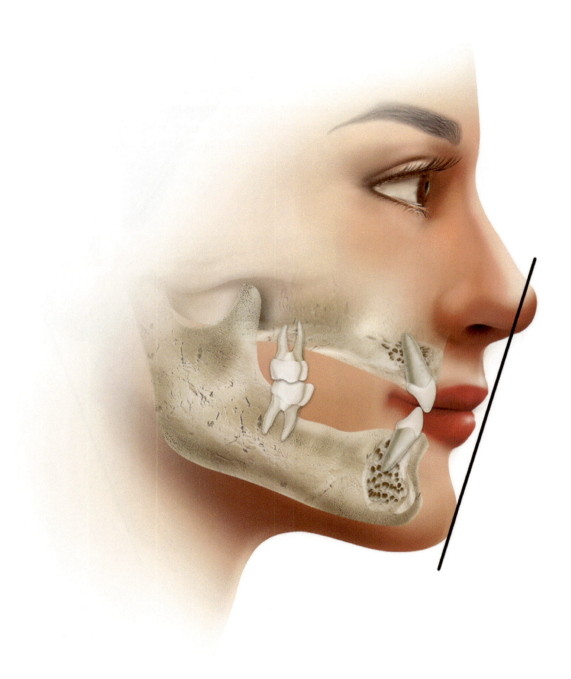

Figura 15 Linha "S" de Steiner.

Capítulo 4
Compartimentos e Tubérculos Labiais

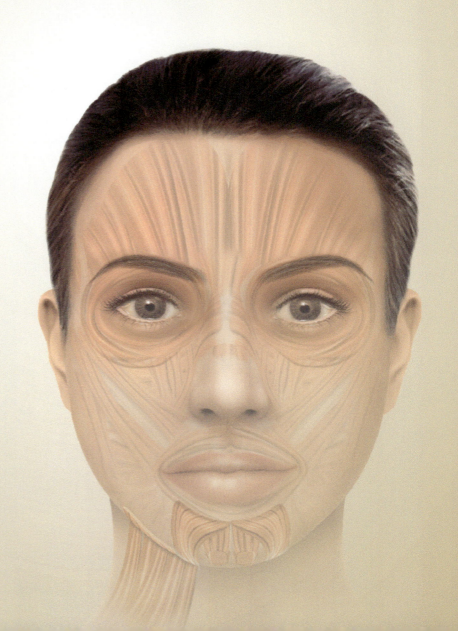

CAPÍTULO 4 ■ COMPARTIMENTOS E TUBÉRCULOS LABIAIS

COMPARTIMENTOS LABIAIS

A clássica descrição da anatomia labial foi recentemente atualizada. Inicialmente, vamos relembrar a anatomia labial clássica.

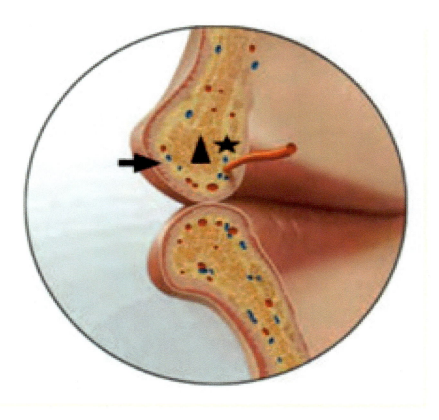

Figura 16 Anatomia labial clássica: plano subcutâneo superficial (*seta*), plano intramuscular (*triângulo*) e plano subcutâneo profundo (*estrela*).

Nos lábios, a anatomia facial é replicada com a presença de derme, tecido celular subcutâneo – superficial e profundo – envolvendo o músculo e a porção óssea, correspondente aos dentes.

No entanto, em uma visão frontal, Cotofana e cols. (2024) descreveram recentemente a presença de septos que definem compartimentos de gordura labial tanto na região anterior ao músculo orbicular da boca como na região posterior. Esses septos se estendem desde a semimucosa até a mucosa, formando 24 compartimentos, seis em cada hemilábio – três anteriores e três posteriores. Esses compartimentos são denominados mediais, médios e laterais e têm como limites:

- **Compartimentos mediais:** a linha média do lábio superior/inferior medialmente e o limite septal com o compartimento médio lateralmente.
- **Compartimentos médios:** o limite septal do compartimento medial medialmente e o limite septal ao compartimento lateral lateralmente.
- **Compartimentos laterais:** o limite septal com o compartimento médio medialmente e a conexão dos músculos periorais com o modíolo lateralmente.

CAPÍTULO 4 ■ COMPARTIMENTOS E TUBÉRCULOS LABIAIS

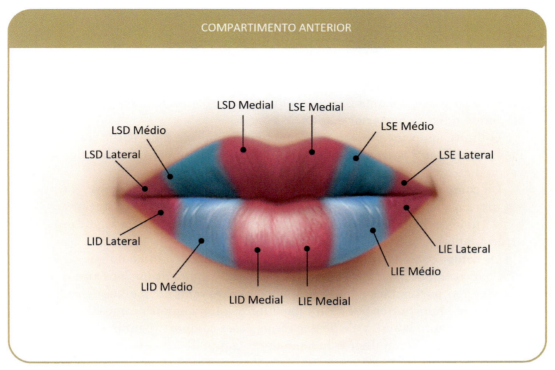

Figura 17 Compartimento de gordura labial anterior. (*D*: direito; *E*: esquerdo; *LI*: lábio inferior; *LS*: lábio superior.)

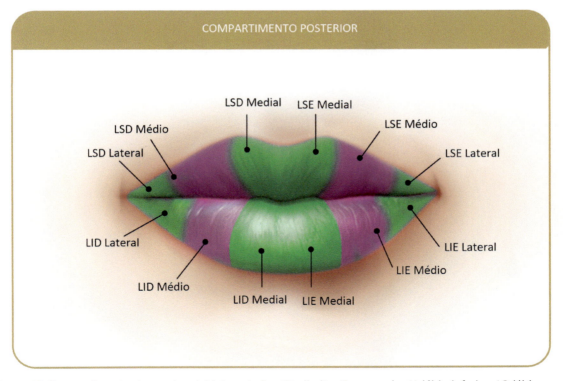

Figura 18 Compartimento de gordura labial posterior. (*D*: direito; *E*: esquerdo; *LI*: lábio inferior; *LS*: lábio superior.)

O limite anterior dos compartimentos de gordura anteriores é a semimucosa, ao passo que o limite posterior consiste em uma fina fáscia que recobre o músculo orbicular da boca. O limite anterior dos compartimentos de gordura posteriores é uma fina fáscia que recobre o músculo orbicular da boca, enquanto o limite posterior é a mucosa.

O limite superior dos compartimentos é composto pela borda do vermelhão, onde a *pars marginalis* do músculo orbicular da boca se conecta com o vermelhão do lábio.

Os componentes anteriores são compostos de tecido conjuntivo, gordura e a artéria labial, quando ali presente. Os compartimentos posteriores são constituídos pelo músculo orbicular da boca, glândulas salivares, gordura e a artéria labial, quando ali localizada.

Os compartimentos de gordura mediais têm mais volume do que os laterais, e nos compartimentos posteriores o volume é maior do que nos anteriores.

Algumas particularidades relacionadas com os compartimentos de gordura labiais são importantes por guiarem e alterarem a maneira como é realizado o preenchimento labial. Vale destacar que esses compartimentos são identificados em homens e mulheres independentemente de etnia ou da idade:

- O volume dos compartimentos é maior na porção central e diminui nas porções laterais.
- O volume e o tamanho dos compartimentos contribuem para o formato e a aparência labial.

TUBÉRCULOS LABIAIS

Os tubérculos labiais consistem em adensamentos dérmicos remanescentes do processo de desenvolvimento embrionário. Os seres humanos possuem três tubérculos no lábio superior – um medial e dois laterais – e dois no lábio inferior, ambos laterais. Essas áreas apresentam maior volume.

Durante a embriogênese os lábios superiores e o filtro são formados pela fusão dos processos nasomediais e dos maxilares. O lábio inferior é formado pela fusão dos processos mandibulares (para mais informações, veja o Capítulo 1).

O estudo dos tubérculos labiais é complementado pela análise dos compartimentos de gordura labiais. O tubérculo central do lábio superior está localizado no compartimento medial, enquanto os tubérculos laterais do lábio superior e os dois tubérculos do lábio inferior estão situados no compartimento médio. A presença dos tubérculos labiais e sua correlação com os compartimentos intralabiais ajudam a definir o formato dos lábios.

Diferentes formatos labiais apresentam diversas formações e disposições dos tubérculos. Steven Harris, um dos principais estudiosos sobre o tema, responsável por um grande número de publicações, classificou os tubérculos labiais de modo a definir a melhor maneira de valorizar os lábios com os preenchimentos labiais.

Inicialmente, em 2020, Harris adotou uma classificação, a qual foi mais tarde (2023) atualizada para melhorar o entendimento a respeito dos formatos dos tubérculos labiais.

A primeira classificação de Harris determinava tipos de 1 a 5 no lábio superior e de A a D no inferior, de acordo com a apresentação natural dos lábios, como se segue:

Lábio superior

- **Tipo 1:** tubérculos medianos proeminentes que aparentam ser únicos.
- **Tipo 2:** tubérculos centrais e laterais de tamanhos semelhantes.
- **Tipo 3:** tubérculos laterais grandes e tubérculo central pequeno.
- **Tipo 4:** tubérculos laterais pronunciados sem tubérculo central visível.
- **Tipo 5:** sem visualização dos tubérculos (lábio superior achatado).

Lábio inferior

- **Tipo A:** apresenta tubérculos espaçados.
- **Tipo B:** os tubérculos estão parcialmente fundidos.
- **Tipo C:** apresenta um único tubérculo grande (possível fusão completa).
- **Tipo D:** sem visualização dos tubérculos (lábio inferior achatado).

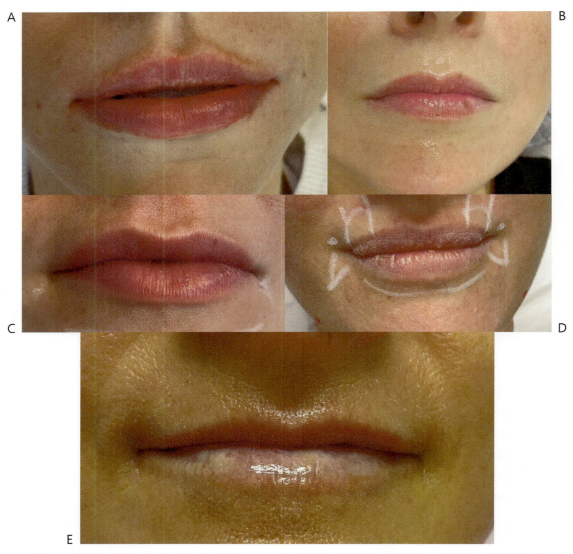

Figura 19 Classificação de Harris – lábio superior. **A** Tipo 1. **B** Tipo 2. **C** Tipo 3. **D** Tipo 4. **E** Tipo 5.

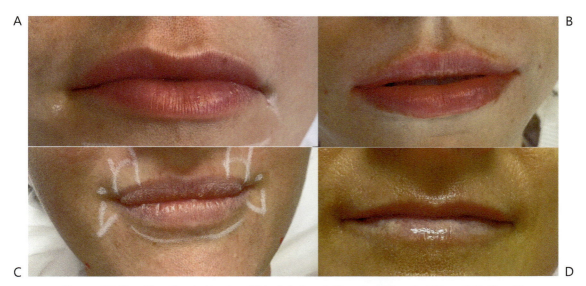

Figura 20 Classificação de Harris – lábio inferior. **A** Tipo A. **B** Tipo B. **C** Tipo C. **D** Tipo D.

A classificação mais atual – publicada em 2023 – descreve quatro formatos de tubérculos superiores e quatro de inferiores, sendo os primeiros classificados de 1 a 4, e os segundos, de A a D. Essa classificação determina características únicas nos lábios de cada paciente, as quais serão analisadas separadamente.

Lábio superior

- **Tipo 1:** caracterizado por tubérculos superiores cheios, dando a sensação de um tubérculo único cheio.
- **Tipo 2:** caracterizado por um tubérculo medial pequeno, ocupando a parte central da porção medial, e tubérculos laterais bem definidos.
- **Tipo 3:** caracterizado por um tubérculo central invertido.
- **Tipo 4:** caracterizado pelo achatamento dos tubérculos.

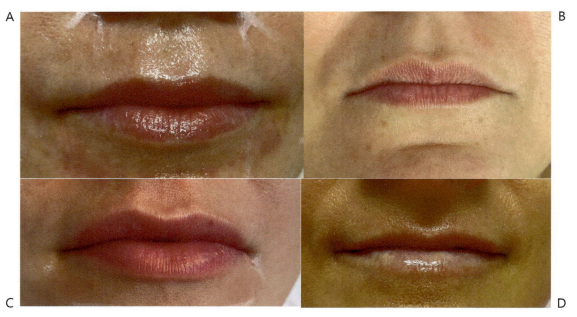

Figura 21 Classificação atualizada de Harris para os lábios superiores. **A** Tipo A. **B** Tipo B. **C** Tipo C. **D** Tipo D.

Lábio inferior

- **Tipo A:** representado por uma indentação central.
- **Tipo B:** não apresenta indentação central e é completo, mas retificado.
- **Tipo C:** não apresenta recuo central e se curva para cima, sendo mais cheio do que o tipo B.
- **Tipo D:** apresenta achatamento de tubérculos (é plano).

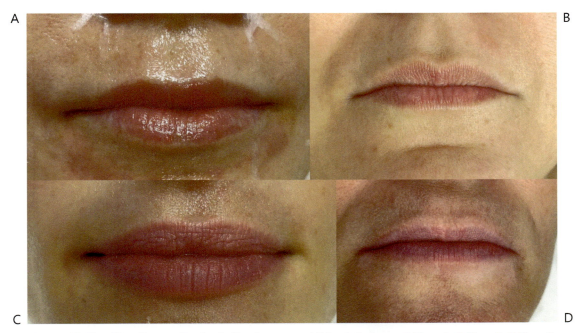

Figura 22 Classificação atualizada de Harris para os lábios inferiores. **A** Tipo A. **B** Tipo B. **C** Tipo C. **D** Tipo D.

Além do formato dos tubérculos, é importante saber em que local posicioná-los ao realizar o preenchimento labial. Os tubérculos superiores estão situados em uma linha contínua que parte da base lateral da columela, seguindo o filtro e passando pelo ápice do arco do cupido. Os tubérculos laterais do lábio superior localizam-se nessa linha, enquanto os tubérculos dos lábios inferiores estão situados na continuação dessa linha nos lábios inferiores. Com a continuação dessa linha são formados ângulos que se correlacionam com a área de preenchimento do mento. Essas linhas, por sua vez, estão relacionadas com as áreas de desenvolvimento embrionário.

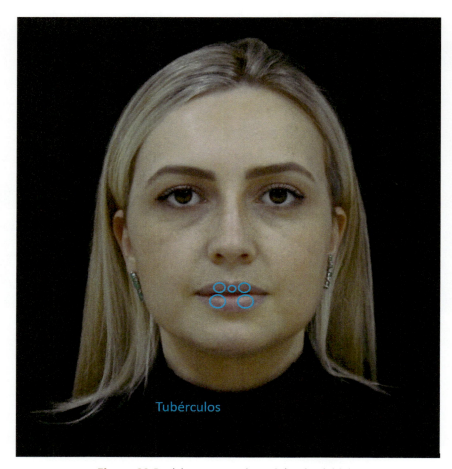

Figura 23 Posicionamento dos tubérculos labiais.

Essas linhas e curvas foram designadas por Harris, respectivamente, como linhas e curvas em H, as quais formam as bases para a deposição dos tubérculos labiais.

Cabe lembrar que essas linhas servem como referências dos locais para deposição dos tubérculos labiais. A quantidade de produto a ser utilizada nessas áreas deve ser condizente com o formato e o volume labiais para que possam ser alcançados resultados naturais, duradouros e livres de excessos.

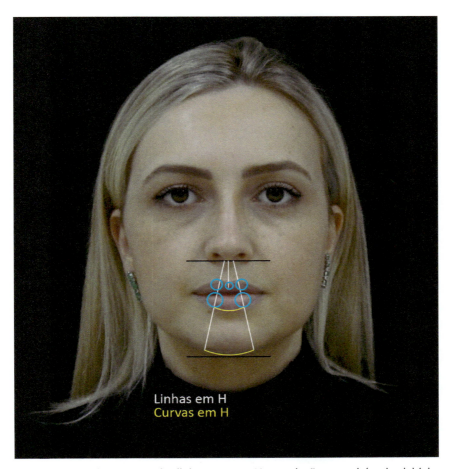

Figura 24 Posicionamento das linhas e curvas H em relação aos tubérculos labiais.

Capítulo 5
Formatos Labiais

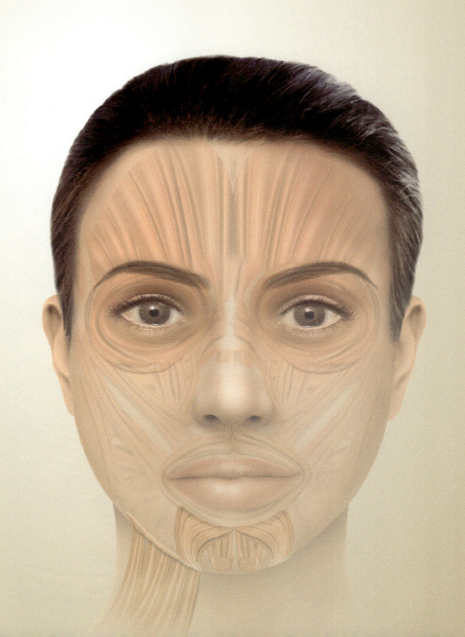

Muitos *sites*, bem como a própria literatura em si, oferecem descrições sobre os mais variados formatos dos lábios, não havendo uma padronização adequada. No entanto, é inegável a importância dos formatos labiais.

Os seres humanos apresentam formatos de lábios diferentes, incluindo o vermelhão e o lábio cutâneo, os quais se fundamentam em características étnicas e influenciam as mensagens transmitidas pela face. Os lábios finos, por exemplo, passam a impressão de retidão e seriedade, enquanto os mais volumosos estão associados a uma face mais atraente.

Após múltiplos estudos e análises dos formatos labiais em pacientes que não haviam realizado previamente preenchimento labial, descrevemos cinco formatos labiais encontrados naturalmente nos seres humanos e que devem guiar o tratamento, desde a base até o resultado desejado.

FORMATOS LABIAIS

Lábios de formato padrão

Os lábios de formato padrão apresentam boa definição do arco do cupido, com ápice triangular e bem delimitado. A partir do ápice, os lábios formam uma linha vertical que desce reta em direção à comissura labial, sem arredondamentos. Esse formato é muito valorizado em nossa cultura, sendo considerado um formato clássico nos livros-texto e nas descrições dos formatos labiais. No entanto, não é o único, como veremos a seguir.

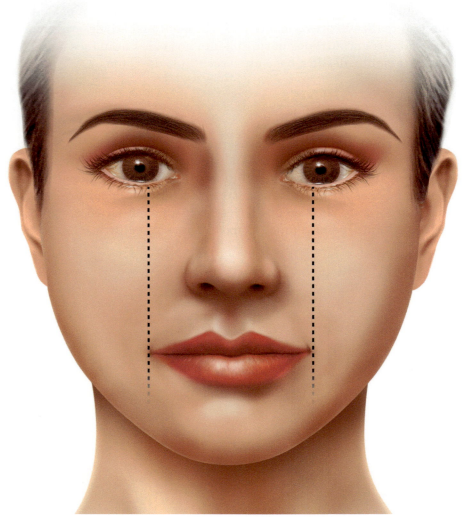

Figura 25 Formato padrão dos lábios.

Lábios de formato volumoso

Os lábios de formato volumoso apresentam o arco do cupido menos definido em razão do volume labial maior. A borda dos lábios desce de maneira mais arredondada em direção à comissura labial, promovendo um aspecto de arredondamento. No entanto, há boa distribuição de volume tanto na porção central como nas laterais.

Esse formato também é muito valorizado em nossa cultura, e, ao realizarmos um preenchimento labial adequado, quanto maior o volume aplicado, maior será a possibilidade de obtermos esse formato.

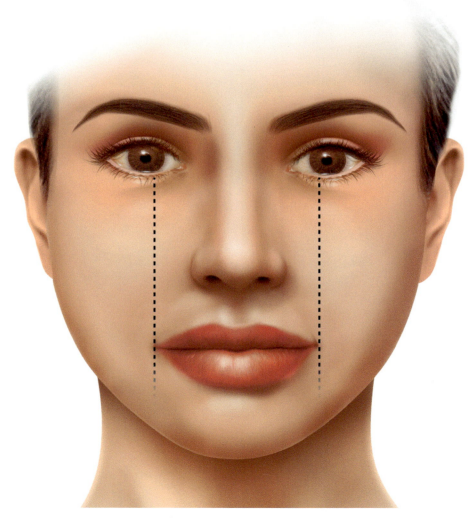

Figura 26 Lábios com formato volumoso.

Lábios com formato de coração

Os lábios com formato de coração apresentam arco do cupido bem definido com concentração de volume nos tubérculos centrais e pouco volume lateral. O tubérculo medial pode ser protuberante. Esse formato é frequentemente encontrado em indivíduos de origem asiática, sendo comum no Brasil em virtude da grande miscigenação existente. Em geral, os pacientes revelam o desejo de aumentar o volume na região lateral dos lábios e durante o processo de envelhecimento, com a perda de volume no compartimento labial lateral, essa região tende a colapsar, promovendo um aspecto de maior volume apenas medial.

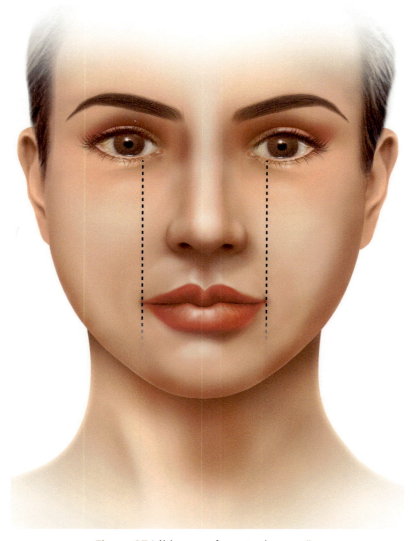

Figura 27 Lábios com formato de coração.

Lábios de formato fino

Os lábios de formato fino são observados com frequência maior em indivíduos de ascendência europeia. Em geral, passam a impressão de seriedade e retidão, sendo muito valorizados nos homens, mas pouco desejados pelas mulheres do hemisfério sul. Além disso, esse formato costuma deixar a impressão de que os lábios são mais largos.

Esse formato se caracteriza pela baixa definição do arco do cupido e pelo achatamento dos tubérculos labiais, apresentando separação pouca definida entre os compartimentos labiais.

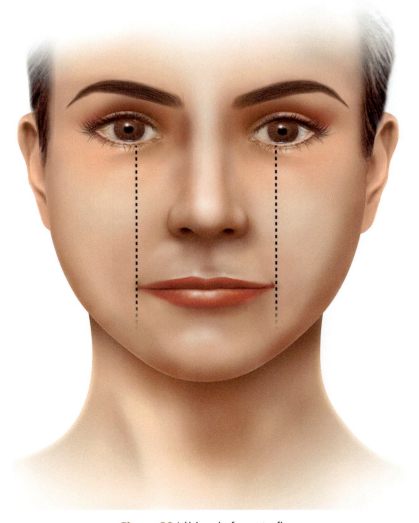

Figura 28 Lábios de formato fino.

Lábios de formato oval

Os lábios com formato oval estão entre os mais raramente encontrados nas mulheres, correspondendo apenas a 5% dos formatos, segundo estudo de Lima & Gubert recentemente publicado (2023). As pessoas com essa constituição labial apresentam bom volume nos lábios superiores, mas pouca definição do arco do cupido.

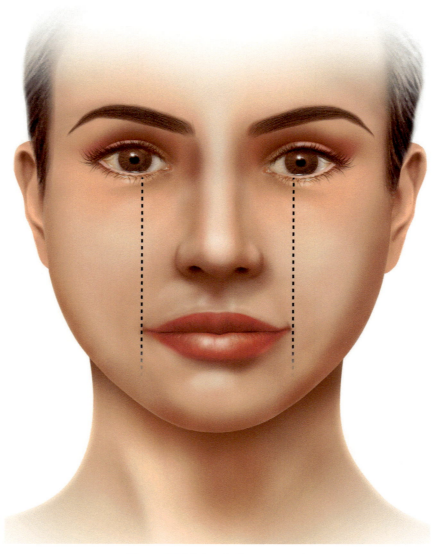

Figura 29 Lábios de formato oval.

COMO SURGEM OS FORMATOS LABIAIS

Estudos sobre os formatos labiais, realizados a partir de fotografias de indivíduos sem preenchimento labial na população do Sul do Brasil, identificararm as seguintes proporções:

- O formato mais frequentemente encontrado foi o padrão (36%), seguido pelos formatos fino (33%), volumoso (11%), de coração (7%) e oval (5%). Entre os indivíduos estudados, 8% apresentavam formatos mistos, ou seja, padrão e volumoso ou fino e padrão.

- No que diz respeito à simetria labial, 52% dos indivíduos apresentavam lábios simétricos, enquanto 48% exibiam assimetrias tanto de volume como de formato. As diferenças não foram consideradas estatisticamente significativas.

- Cabe destacar a influência do processo de envelhecimento na frequência dos padrões. Em indivíduos com menos de 40 anos de idade, o formato padrão esteve presente em 42,4% dos casos, seguido pelo formato fino, em 20,3%. No entanto, essa proporção se inverte nos indivíduos com mais de 40 anos – dos pacientes estudados, 44,4% apresentavam formato fino, e 30,6%, o formato padrão. Esses dados estão em conformidade com estudos que descrevem o processo de envelhecimento labial. Com o envelhecimento ocorre o afinamento global dos lábios com redução da espessura labial, menor projeção e aumento do comprimento do lábio superior, bem como menor exposição dos dentes superiores e maior dos inferiores.

Antes de dar início ao preenchimento labial, portanto, é de suma importância avaliar a base (ponto A) e o resultado desejado tanto pelo injetor como pelo paciente (ponto B). A clareza quanto aos pontos A e B é fundamental para uma boa relação entre o profissional e o paciente. Em geral, a melhora no formato labial por si só promove o embelezamento labial, sendo muitas vezes necessária antes mesmo da reposição de volume.

FORMATOS LABIAIS × VOLUME LABIAL

Pouquíssimos estudos abordam o tratamento labial de acordo com os diversos formatos; pelo contrário, as indicações apontam para um formato labial único, com arco do cupido bem definido e "volume labial", e não identificam as particularidades dos mais variados formatos encontrados naturalmente em homens e mulheres. Os poucos estudos que descrevem as particularidades dos formatos dos lábios estão disponíveis na literatura não médica, em livros de arte e visagismo, até recentemente.

No entanto, as peculiaridades de cada formato labial e dos diferentes volumes em cada compartimento são irrefutáveis, e os estudos apontam cada vez mais no sentido de individualização e, principalmente, da necessidade de entendimento quanto aos diferentes volumes encontrados em cada compartimento para guiar nossos resultados.

Enquanto o volume dos compartimentos labiais diminui de central para lateral, a diferença de volume entre esses compartimentos está relacionada com diversos formatos. Por exemplo, os lábios com formato de coração apresentam mais volume nos compartimentos mediais e médios e pouco volume nos compartimentos laterais. O formato volumoso, por sua vez, apresenta todos os compartimentos bem preenchidos. Os lábios de formato fino apresentam hipoplasia de volume em todos os compartimentos, enquanto naqueles com formato oval ocorre a distribuição proporcional de volume entre os compartimentos médio e medial. Apesar de empírica, essa distribuição correlaciona os diferentes formatos a seus respectivos volumes nos lábios (veja a Figura 30).

CAPÍTULO 5 ■ FORMATOS LABIAIS

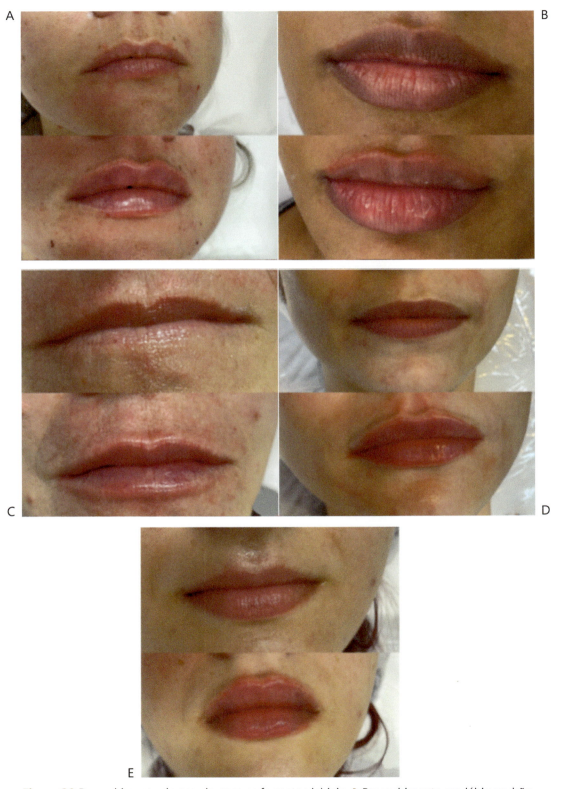

Figura 30 Preenchimento de acordo com os formatos labiais. **A** Preenchimento em lábio padrão com a técnica A. Lips. **B** Preenchimento em lábios volumosos com a técnica em feixes verticais. **C** Preenchimento em lábios finos com a técnica em feixes verticais. **D** Preenchimento em lábios ovais com a técnica A. Lips. **E** Preenchimento em lábios com formato de coração com a técnica de feixes verticais e horizontais e com mais volume concentrado nas laterais dos lábios.

Capítulo 6
Conceitos de Visagismo Aplicados aos Formatos Labiais

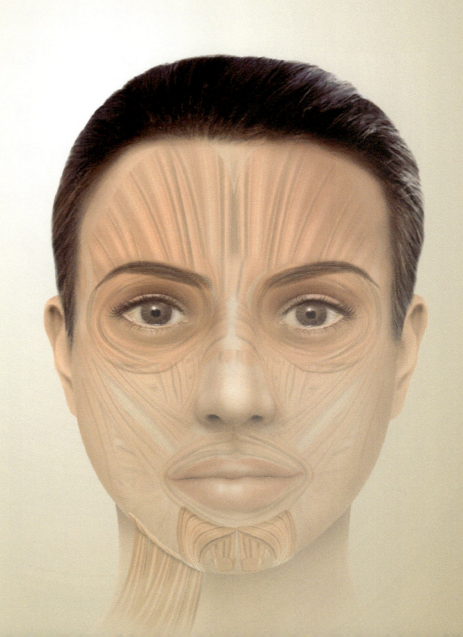

O visagismo consiste em um conjunto de técnicas adotadas de modo a valorizar a beleza do rosto. Derivados dos ramos da beleza e da arte, conceitos importantes relacionados ao visagismo podem ser utilizados na medicina para melhor entendimento e aprimoramento da beleza individual.

O visagismo estuda as características físicas e psicológicas de uma pessoa com o objetivo de trazer à tona seus melhores traços, e os objetivos de um médico que trabalha com estética não são diferentes: a partir da análise das características particulares da face, buscamos lapidar a melhor versão de cada paciente.

Para o preenchimento labial, devemos levar em consideração a relação de determinada estrutura anatômica com a totalidade da face. Por exemplo, ao realizarmos o preenchimento labial em uma paciente com retrognatismo ou deficiência mental, podemos deixar a impressão de que os lábios são muito grandes e o queixo é ainda menor. O contrário também é válido: o preenchimento do mento pode causar a impressão de que os lábios diminuíram.

As características do visagismo podem ser aplicadas aos lábios masculinos e femininos com o objetivo de melhorar ou modificar a mensagem transmitida por determinada face. Sabemos que a beleza é avaliada em menos de 2 segundos pelo cérebro humano, e diferentes formas se conectam com a memória emocional de modo imediato; portanto, a sensação chega antes da compreensão sobre o que está sendo observado.

Algumas formas geométricas, como o quadrado ou as linhas retas, estão associadas a certos aspectos, como:

- Força
- Poder
- Conservadorismo
- Intelectualidade
- Materialismo
- Masculinidade

O formato triangular, por sua vez, transmite a ideia de:

- Dinamismo
- Perigo
- Rebeldia
- Movimento

Por fim, formatos mais circulares estão associados a algumas características, como:

- Continuidade
- Harmonia
- Romantismo
- Maternidade
- Suavidade
- Feminilidade

A seguir, discutiremos as formas geométricas que podem ser encontradas nos lábios e as mensagens por elas transmitidas.

CAPÍTULO 6 ▪ CONCEITOS DE VISAGISMO APLICADOS AOS FORMATOS LABIAIS

Alguns elementos geométricos podem ser observados nos lábios. O arco do cupido nada mais é do que um triângulo com o ápice voltado para cima e a base para baixo. O vermelhão dos lábios segue em linha reta até a comissura labial. Essas formas são características do formato labial padrão. No entanto, o arco do cupido contido nos lábios superiores pode assumir um formato mais arredondado, como em lábios mais volumosos, ou ser aplainado ou levemente retificado, nos formatos fino e oval.

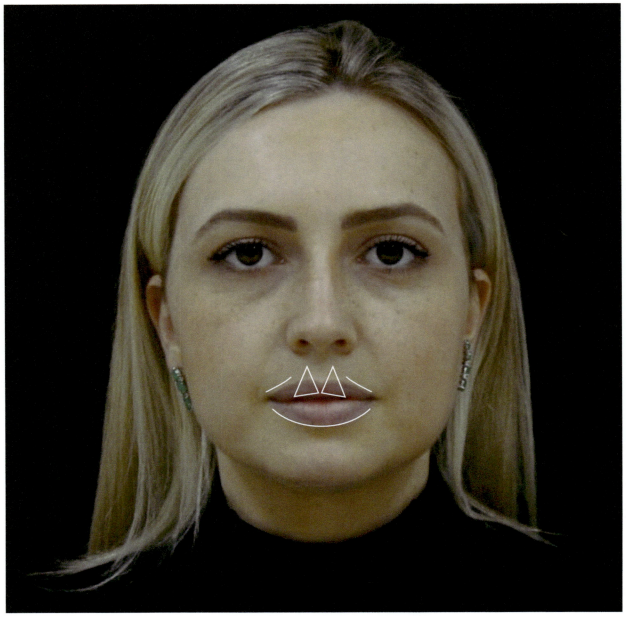

Figura 31 Traços característicos dos lábios femininos.

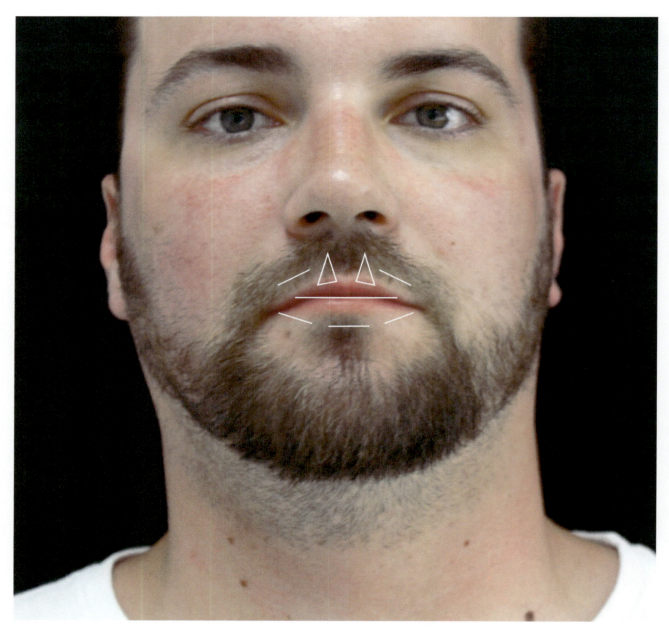

Figura 32 Traços característicos dos lábios masculinos.

O lábio inferior, tanto no sexo masculino como no feminino, pode exibir formato mais arredondado ou trapezoide. O formato trapezoide transmite a ideia de força e masculinidade – nesse caso, os tubérculos labiais são separados e observa-se um discreto afundamento central. A forma arredondada é caracterizada pela fusão dos tubérculos laterais ou mesmo por seu leve toque. O desenho mais arredondado do lábio inferior passa a ideia de feminilidade, enquanto o formato mais trapezoide caracteriza a masculinidade.

Em qualquer procedimento de preenchimento labial, deve ser sempre respeitada a máxima: "A FORMA ou FORMATO é mais importante do que a SIMETRIA, que é mais importante do que o VOLUME."

FORMATO > SIMETRIA > VOLUME

Essa regra leva em conta que primeiro deve ser aprimorado o formato labial para depois ser devolvida a simetria e, em seguida, dar volume aos lábios. Se começarmos de outra maneira, podemos criar lábios inchados, "em salsicha", que perdem seu formato característico e, portanto, a naturalidade.

Capítulo 7

Os Lábios em Diferentes Etnias: Características e Particularidades

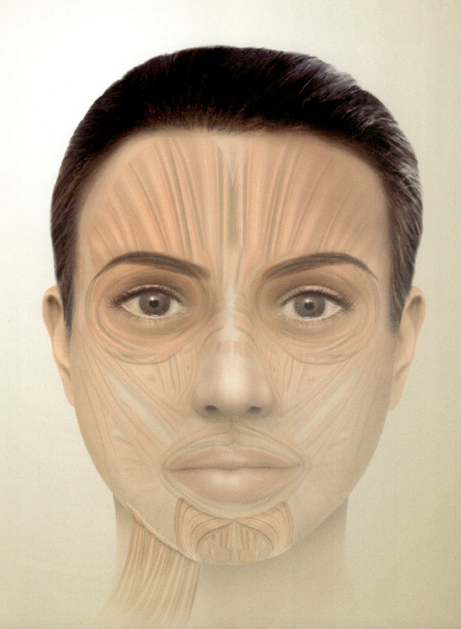

Em diferentes etnias, os lábios variam em formato, proporções e coloração. Neste capítulo iremos elucidar cada uma dessas etnias para guiá-lo em direção aos melhores resultados.

Os lábios diferem segundo as mais variadas etnias, podendo ser mais finos, em pacientes causasianos, ou assumir diversas formas e volumes, em asiáticos e hispânicos, ou podem ser cheios e volumosos, como nos pacientes de ascendência africana. A conhecida regra/proporção 1:1,6 pode funcionar bem para os indivíduos caucasianos, mas nos pacientes negros, em geral, os lábios apresentam a proporção de 1:1.

O estudo de Heidekrueger e cols. (2017) analisou as preferências de volume em preenchimentos labiais entre cirurgiões plásticos e leigos e demonstrou que, de acordo com a etnia com a qual o médico se identificava, as preferências em relação ao preenchimento mudavam: enquanto os cirurgiões plásticos não caucasianos demonstravam preferência por lábios mais volumosos, os caucasianos preferiam, em geral, lábios ligeiramente menos cheios. O artigo não oferece uma explicação, mas é possível que essas preferências sejam influenciadas pela percepção da normalidade em relação à etnia na qual médicos e pacientes estão inseridos.

Portanto, conhecer essas diferenças é fundamental para o bom resultado do preenchimento labial. Além disso, entender o desejo estético do paciente em relação às proporções e percepções de seus lábios ajuda a aumentar a satisfação com o tratamento.

Cabe salientar, ainda, que esses modelos não passam de generalizações e, como qualquer generalização, estão sujeitos a vieses. É perfeitamente possível que uma paciente caucasiana apresente lábios volumosos – como de fato costuma ocorrer – e uma asiática, por exemplo, tenha lábios finos. Esses modelos apenas explicitam os padrões comumente identificados nessas etnias e devem ser considerados uma diretriz para o que realmente pode ser encontrado, mas não constituem uma regra.

Os formatos mais comumente associados a essas etnias serão abordados aqui, porém, ao realizarmos o preenchimento labial, devemos sempre levar em consideração a relação dos lábios com outras características faciais e o desejo do paciente.

LÁBIOS EM PACIENTES CAUCASIANOS

Nos caucasianos, os lábios costumam apresentar formato fino – geralmente mais finos – comparados aos de pacientes de outras etnias, como negros, hispânicos e asiáticos.

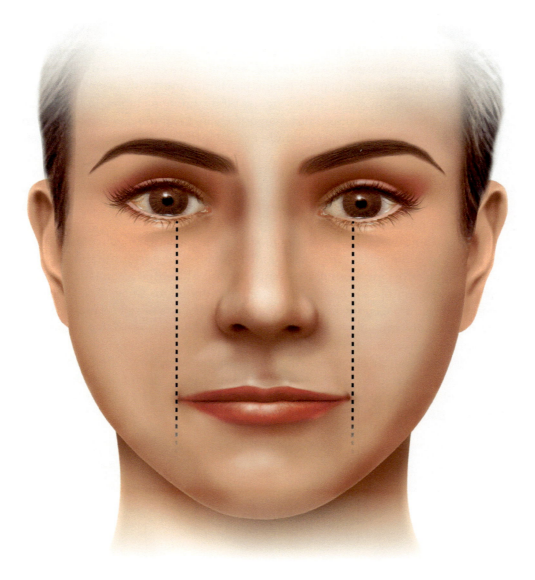

Figura 33 Lábios finos, comumente encontrados em indivíduos de ascendência caucasiana.

CAPÍTULO 7 ▪ OS LÁBIOS EM DIFERENTES ETNIAS: CARACTERÍSTICAS E PARTICULARIDADES

LÁBIOS EM PACIENTES NEGROS

Os lábios de pacientes negros, em geral, têm formato volumoso ou padrão e proporção 1:1, apresentando o mesmo volume tanto no lábio superior como no inferior.

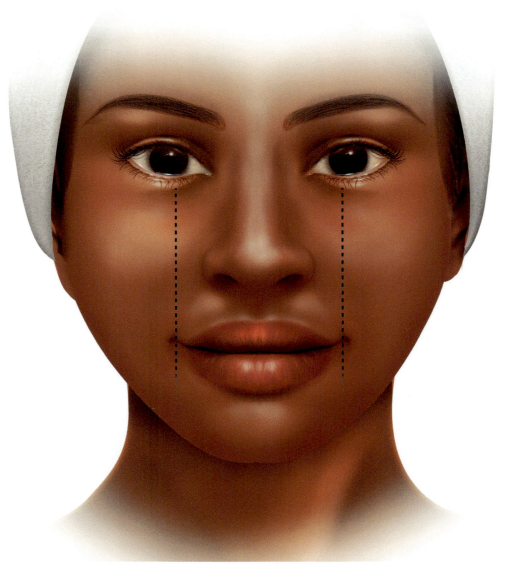

Figura 34 Lábios volumosos em indivíduos de ascendência africana.

LÁBIOS EM PACIENTES ASIÁTICOS

Nessa etnia, são considerados mais clássicos os lábios com formato de coração, caracterizados pela maior concentração de volume na região central e menor nas regiões laterais.

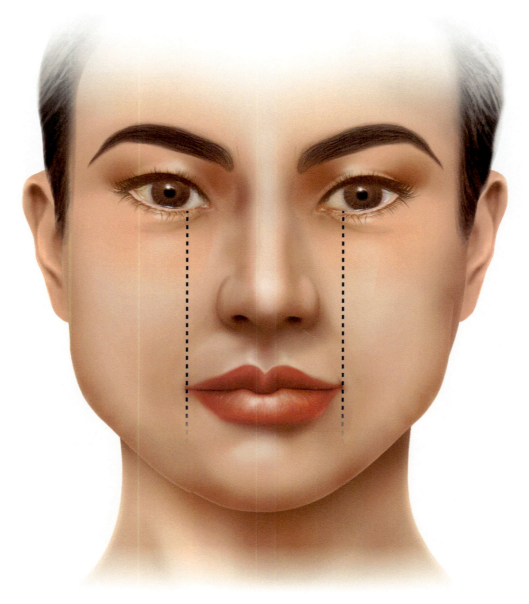

Figura 35 Lábios em formato de coração, comuns em indivíduos de ascendência oriental.

LÁBIOS EM PACIENTES HISPÂNICOS

Os pacientes de origem hispânica apresentam grande variedade de formatos labiais que, de maneira geral, estão de acordo com sua ascendência, seja europeia, indígena ou negra.

No entanto, se levarmos em consideração apenas a ascendência dos que viviam aqui antes da chegada dos colonizadores, veremos que a população nativa dessas regiões apresenta, predominantemente, os formatos padrão e volumoso.

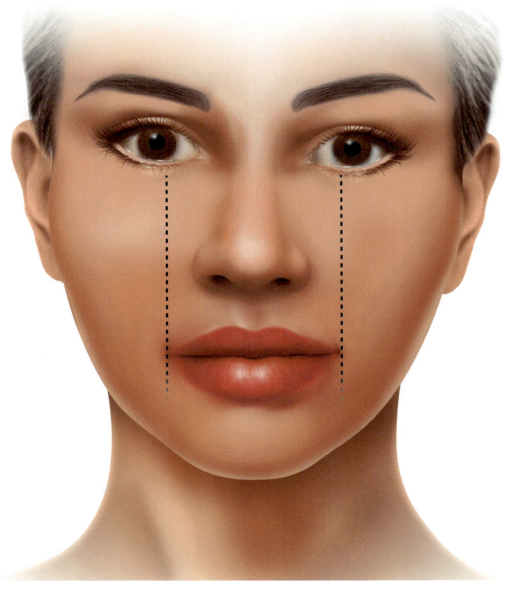

Figura 36 Lábios de formato volumoso.

Capítulo 8
O Filtro Labial

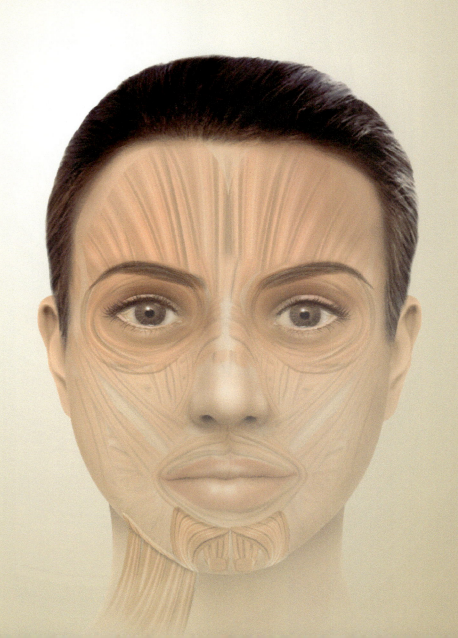

CAPÍTULO 8 ■ O FILTRO LABIAL

Formado por um espessamento dérmico rico em fibras elásticas, o filtro labial tem origem na base da columela e se estende até o ápice do arco do cupido. Anatomicamente, pode ser verificada a presença das cristas filtrais, lateralmente, e do sulco filtral, que ocupa a porção medial do filtro.

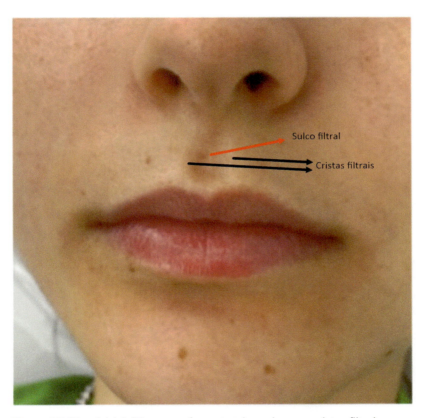

Figura 37 Filtro labial. Observe o formato triangular e as cristas filtrais que se iniciam no bordo da columela e seguem em direção ao ápice do arco do cupido. As elevações laterais são as cristas filtrais e a depressão central é o sulco filtral (*setas*).

O espessamento muscular vertical ao longo do filtro labial não parece ser o principal responsável por sua configuração, como demonstrado em diversos artigos que estudaram a histologia da região, havendo no filtro uma configuração muscular e vascular mais complexa. Isso porque, histologicamente, ocorre uma decussação (cruzamento) das fibras musculares do músculo orbicular da boca ao longo do filtro, as quais se inserem na porção lateral do sulco filtral contralateral, estabelecendo a configuração característica das cristas filtrais e deixando no centro uma depressão correspondente ao sulco filtral.

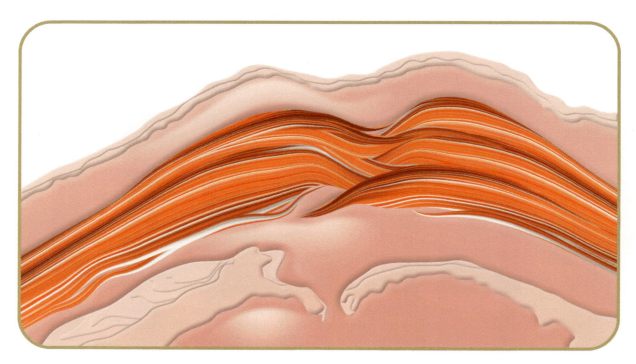

Figura 38 Ilustração esquemática da decussação das fibras do músculo orbicular da boca, ocasionando o espessamento que corresponde ao filtro labial.

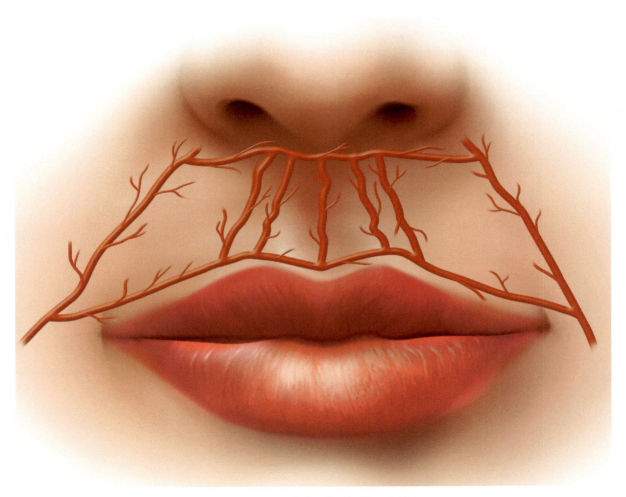

Figura 39 Vascularização do filtro labial.

A vascularização do filtro é relativamente densa e se caracteriza pela presença de cinco artérias, quais sejam:

- Artérias acessórias do filtro (direita e esquerda).
- Artérias laterais ascendentes do filtro (direita e esquerda).
- Artéria central do filtro.

Essas artérias estão localizadas no tecido celular subcutâneo, acima do músculo orbicular da boca. Um compartimento de gordura distinto no lábio superior é delimitado pelas artérias e membranas filtrais ascendentes. As bordas laterais desse compartimento se correlacionam com as colunas filtrais.

O filtro também pode exibir diferentes formatos. Uma das classificações mais atuais, realizada e reproduzida em crianças, destaca quatro formatos básicos (veja a Figura 40).

No tipo 1, ou triangular, as origens da coluna filtral estão localizadas próximo à região média da columela em ambos os lados. No tipo 2, ou paralelo, as colunas filtrais se originam dos estios das narinas e apresentam formato quase paralelo. No tipo 3, ou côncavo, também denominado tipo gota, as colunas filtrais se iniciam na metade inferior do lábio superior, com ênfase na "covinha", a qual não existe na metade superior do lábio superior. No tipo 4, ou plano, as colunas filtrais quase não apresentam proeminência.

Conhecer os formatos básicos de filtro é essencial para o sucesso do preenchimento labial, de modo a evitar alargá-lo e seguir seu desenho original. Com o processo de envelhecimento e o alongamento do lábio superior, o filtro labial tende a se tornar mais achatado; por outro lado, os tipos triangular e paralelo são mais frequentemente encontrados em crianças.

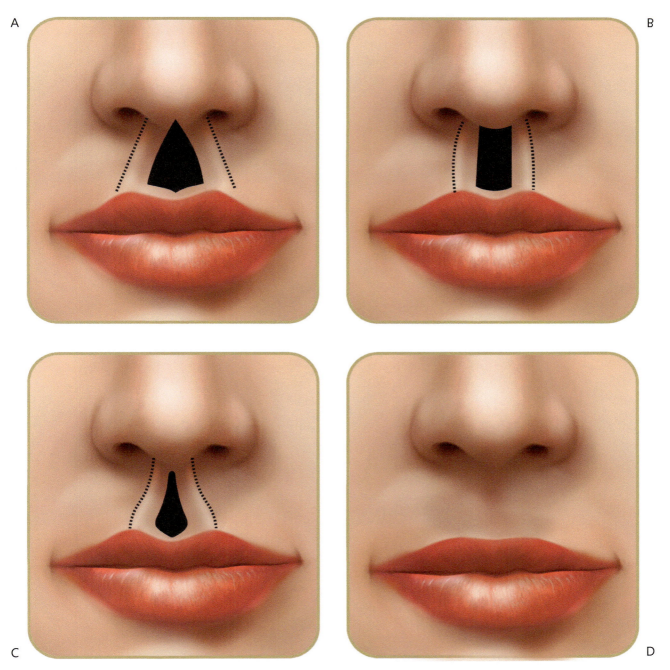

Figura 40 Classificação dos formatos do filtro labial. **A** Tipo 1 – triangular. **B** Tipo 2 – paralelo. **C** Tipo 3 – côncavo. **D** Tipo 4 – achatado.

Capítulo 9
Envelhecimento Labial

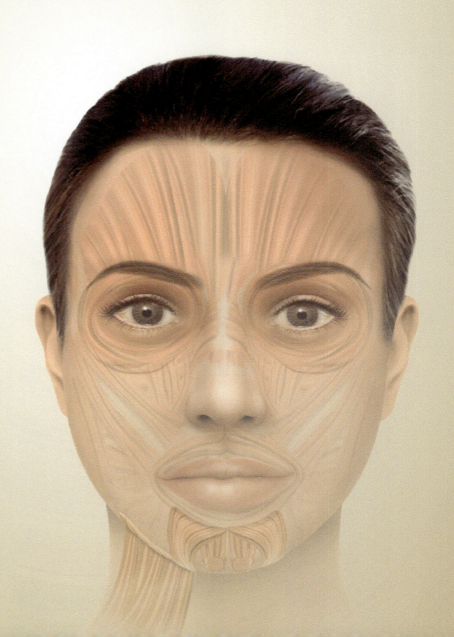

Antes que sejam iniciados os procedimentos para embelezamento e rejuvenescimento facial, é importante levar em conta fatores específicos que colaboram para o envelhecimento dos lábios.

Os lábios humanos aumentam de volume durante a infância, atingindo o ápice de seu crescimento na idade de 14 anos, entre as mulheres, e 18 anos, nos homens. A partir daí, tem início um lento e progressivo processo de envelhecimento labial.

O processo de envelhecimento labial é caracterizado por várias mudanças que afetam tanto o lábio mucoso como o lábio cutâneo.

A perda óssea, caracterizada pelo achatamento da maxila, acarreta um deslocamento posterior da base nasal e do lábio superior, o qual é mais acentuado em indivíduos edêntulos. Na parte muscular ocorre atrofia e alongamento do músculo orbicular da boca, que perde progressivamente seu característico formato em "J" e começa a apresentar um fomato de "I". Na pele, ocorre progressivo afinamento e perda de colágeno e elastina. Além disso, acontece o reposicionamento do tecido celular subcutâneo, havendo controvérsias na literatura se ele diminui de volume – no entanto, há uma diminuição global de volume, resultante da associação de todas essas deficiências. Esse processo resulta em alongamento do lábio cutâneo superior, menor exposição dos dentes superiores e perda do volume e da projeção do vermelhão dos lábios.

O alongamento do lábio superior pode chegar a 20%, quando os pacientes mais jovens são comparados aos idosos. O afinamento do vermelhão dos lábios ocorre em toda a região, porém é mais intenso na junção entre o vermelhão dos lábios e o lábio cutâneo. Consequentemente, há também diminuição da projeção anterior dos lábios, associada à perda de definição do vermelhão dos lábios e ao achatamento do arco do cupido.

O lábio cutâneo inferior também sofre alterações, caracterizadas pelo surgimento de rítides demarcadas próximas aos lábios, queda da comissura labial e o surgimento dos sulcos labiomentuais, proporcionando aos lábios um aspecto de envelhecimento e tristeza.

Associada a esse processo, ocorre uma mudança no formato do vermelhão dos lábios. Em estudo realizado por nosso grupo e colaboradores (De Lima & Gubert, 2023), o formato labial padrão foi detectado em 42,4% dos pacientes com menos de 40 anos de idade. O padrão fino, no entanto, foi mais prevalente em pacientes com mais de 40 anos, correspondendo a 44,4% dos casos.

Essas alterações, em conjunto, caracterizam o processo de envelhecimento labial e definem as mudanças que ocorrem entre um lábio jovem e um envelhecido. Por isso, é importante a adoção de estratégias de conduta diante do processo de envelhecimento labial, como as técnicas de preenchimento labial descritas neste livro.

CAPÍTULO 9 ■ ENVELHECIMENTO LABIAL

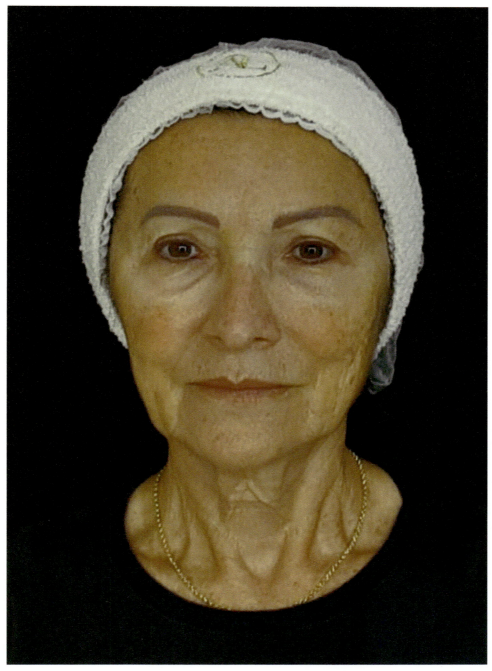

Figura 41 Envelhecimento labial. Notam-se o afinamento dos lábios, a perda do contorno labial e rítides perilabiais.

Capítulo 10
Cânula × Agulha: Qual Escolher?

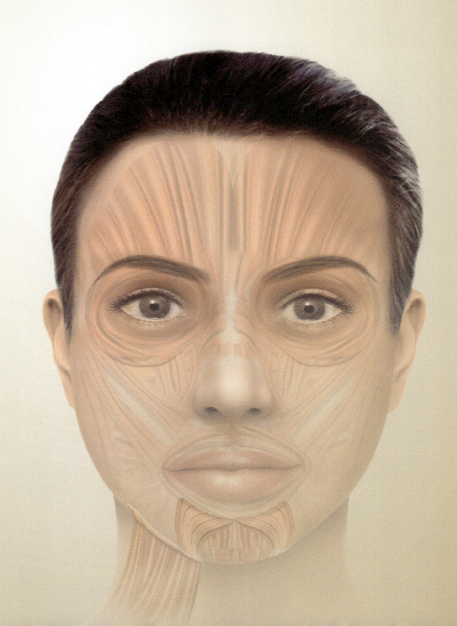

Uma das dúvidas mais recorrentes entre os colegas que realizam preenchimento labial diz respeito à escolha de agulhas ou cânulas para executar o procedimento.

Cada instrumento apresenta vantagens e desvantagens, e familiarizar-se com o uso tanto das agulhas como das cânulas é fundamental para um bom procedimento de preenchimento labial.

As cânulas, em geral, são preferidas porque são consideradas mais seguras. As cânulas mais grossas – 22 e 25G –, em virtude de suas pontas rombas, são menos propensas a penetrar a parede arterial, comparadas às agulhas de mesmo calibre. No entanto, isso não acontece com as cânulas de 27G ou mais finas, as quais se comportam como agulhas.

As agulhas, por sua vez, podem ser mais precisas quando é necessária a utilização de pequenas quantidades de produto e caso se deseje alcançar um plano específico. Cabe observar que, independentemente do instrumento utilizado, a aplicação não se restringe à área injetada, ocorrendo a retroinjeção do produto pelo pertuito criado tanto pela agulha como pela cânula.

No entanto, são poucos os estudos que compararam o uso de cânulas ao de agulhas para preenchimento labial. Em virtude das características inerentes aos lábios – função, forma, mobilidade, distribuição tissular, muscular, de tecido celular subcutâneo e uma estrutura óssea externa a ele (os dentes) – a analogia com outras áreas pode não se correlacionar totalmente.

Ao estudarmos os planos de preenchimento labial, verificamos três planos possíveis para a aplicação dos preenchedores labiais: plano subcutâneo superficial, plano intramuscular e plano subcutâneo profundo (veja a Figura 16).

Uma das principais dificuldades relatadas por colegas médicos em treinamentos é saber determinar o plano em que o produto está sendo injetado, e esse conhecimento é fundamental para a obtenção de resultados consistentes e seguros. O plano subcutâneo superficial é o mais seguro para os procedimentos de preenchimento labial, em especial quando realizados a uma distância de 1 a 2mm da transição semimucosa/mucosa, uma vez que, quando localizada superficialmente, a artéria costuma estar situada nessa transição.

Com o objetivo de identificar o melhor instrumento para cada plano e como cada um deles se comporta no tecido labial, conduzimos um estudo em cadáver para verificar planos e instrumentos de modo a otimizar os resultados. Para isso, os tratamentos foram realizados em quatro porções labiais com diferentes instrumentos: agulhas 30G e 27G e cânulas 25G e 22G. Todas as injeções visavam atingir o plano subcutâneo superficial, por ser o mais delgado de todos e o mais difícil de ser mantido com os instrumentos utilizados.

O referido estudo concluiu que é possível atingir o plano subcutâneo superficial tanto com agulhas finas como com cânulas. No entanto, a agulha 30G (mais fina) revelou-se a mais eficiente para manter o plano de injeção. Com a cânula é possível atingir o plano, porém é mais difícil mantê-lo, sendo observada uma tendência de deposição de produtos tanto no plano intramuscular superficial como na camada subcutânea superficial. Agulhas mais grossas – 27G – tendem a alocar o produto tanto no plano subcutâneo superficial como no intramuscular e são menos seguras do ponto de vista vascular.

Portanto, de modo a maximizar os resultados do procedimento e manter a segurança, preconiza-se o uso dos seguintes instrumentos e planos:

- **Plano subcutâneo superficial:** agulha 30G.
- **Plano intramuscular:** cânula 25G.
- **Plano subcutâneo profundo:** cânula 25G ou 22G.

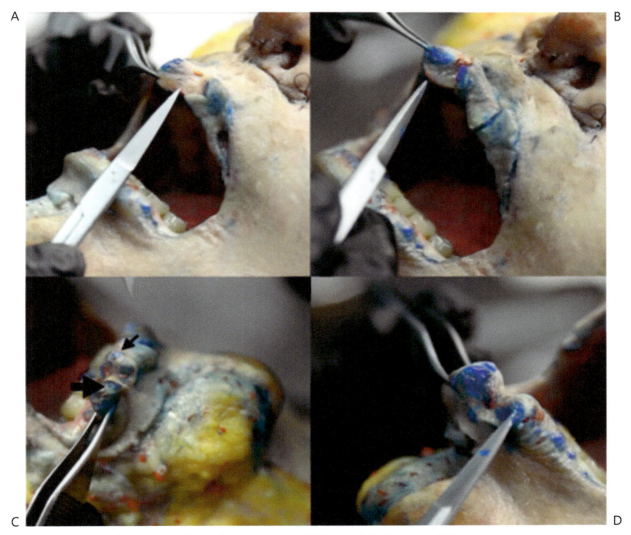

Figura 42 A Agulha 30G no plano subcutâneo superficial – em injeção vertical. Note como o produto (*azul-escuro*) se localiza na região do subcutâneo superficial e ali se mantém. **B** Cânula 25G partindo do arco do cupido – injeção do produto tanto no plano subcutâneo superficial como no intramuscular. **C** Cânula 22G partindo da porção lateral dos lábios – injeção tanto no plano subcutâneo superficial (*seta fina*) como predominantemente intramuscular (*seta grossa*). **D** Agulha 27G – injeção do produto em plano intramuscular e subcutâneo superficial.

Capítulo 11
Reologia dos Ácidos Hialurônicos

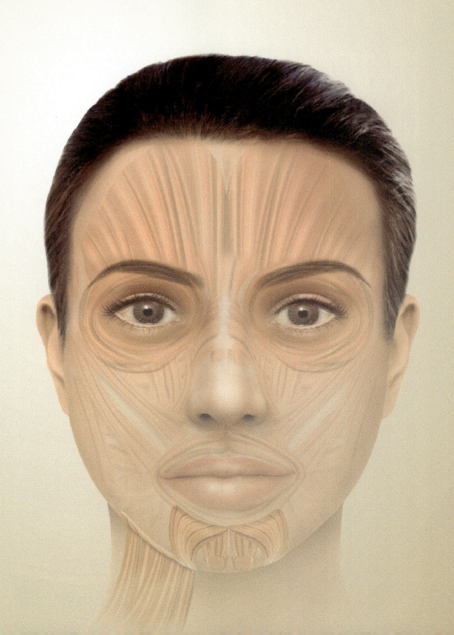

O conhecimento de algumas características reológicas dos ácidos hialurônicos disponíveis no mercado é fundamental para a escolha do melhor produto a ser utilizado. Várias linhas podem ser usadas e/ou adaptadas às técnicas apresentadas.

Para isso, vamos revisar alguns conceitos relacionados à reologia dos ácidos hialurônicos.

CROSSLINKING OU RETICULAÇÃO

A forma naturalmente existente das moléculas de ácido hialurônico é rapidamente degradada pela hialuronidase e, em virtude de sua meia-vida curta, pode ser insuficiente para promover resultados duradouros. Portanto, é imprescindível a modificação das propriedades físicas de modo a aumentar a resistência do produto à absorção. Para que esse objetivo seja alcançado, é necessária a polimerização do ácido hialurônico – processo chamado reticulação ou *crosslinking*.

Durante o processo de reticulação, ocorre a junção das cadeias de ácido hialurônico através de um polímero (polimerização), tornando-o resistente à degradação. Os preenchedores à base de ácido hialurônico, portanto, podem ser classificados da seguinte maneira: com reticulação (*crosslink*) – quando contêm substâncias que promovem ligações intermoleculares que aumentam a estabilidade e a durabilidade do produto – ou sem reticulação, ou seja, não contêm substâncias estabilizadoras.

Para a escolha de um produto para preenchimento labial, idealmente deve ser selecionado um ácido hialurônico reticulado – ou seja, com *crosslink* – em razão de sua durabilidade.

Os ácidos hialurônicos reticulados podem ser classificados ainda como monofásicos ou bifásicos.

Ácidos monofásicos

Os ácidos hialurônicos monofásicos constituem uma mistura homogênea de ácido hialurônico de alto e baixo peso molecular, são fáceis de injetar e são classificados como monodensificados (mistura de ácido hialurônico e reticulação em uma única etapa) ou polidensificados (ácido hialurônico reticulado com acréscimo de reticulação em segunda etapa).

Ácidos bifásicos

Os ácidos hialurônicos bifásicos são heterogêneos por conterem partículas de ácido hialurônico reticulado dispersas em um veículo (ácido hialurônico não reticulado).

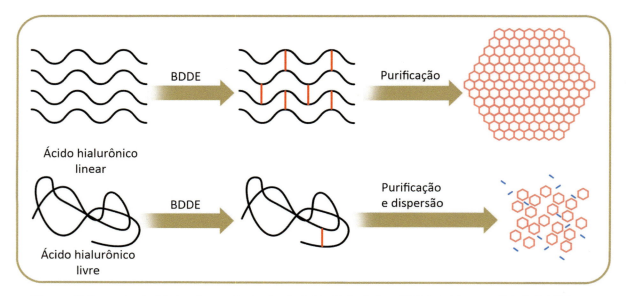

Figura 43 Processo de fabricação e reticulação do ácido hialurônico. (*BDDE*: 1,4-butenediol diglicidil éter.)

VISCOSIDADE

A viscosidade indica a pressão necessária para a determinação do fluxo de um fluido. Géis com baixa viscosidade fluem mais facilmente através da agulha, necessitando menos força para a extrusão da seringa, enquanto aqueles com alta viscosidade são mais difíceis de fluir.

Para o preenchimento labial, são preferidos produtos de baixa viscosidade, ou seja, de fácil extrusão.

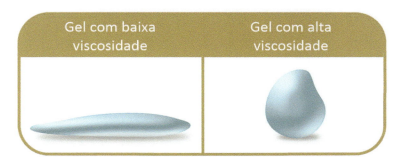

Figura 44 Diferença entre os géis de alta e baixa viscosidade.

COESIVIDADE

A coesividade está relacionada com a capacidade do ácido hialurônico de se manter íntegro, sem a dissociação de suas moléculas.

Os ácidos hialurônicos podem ser classificados como géis de alta coesividade – cujas moléculas se mantêm unidas após a extrusão pela agulha – ou de baixa coesividade – as moléculas tendem a se separar.

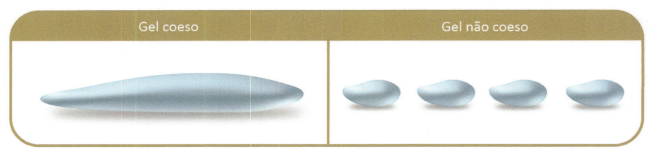

Figura 45 Diferença entre o gel de ácido hialurônico coeso e o não coeso.

ELASTICIDADE (G' OU *G PRIME*)

A elasticidade ou G' refere-se à capacidade do gel de voltar à forma original depois de submetido a forças de tensão.

Géis com alto G' tendem a retomar sua estrutura original depois de submetidos a forças de cisalhamento e tensão, sendo ideais para a obtenção do efeito de *lifting* por serem considerados preenchedores mais firmes. Seu uso está indicado para procedimentos realizados nas áreas de contorno, terços médio e inferior, mento e nariz.

Os géis com baixo G' são mais moldáveis e não retornam à forma original após submetidos a forças de tensão. Eles são mais indicados para áreas como as regiões perioral e periorbitária e nos casos de rugas finas.

No preenchimento labial, em virtude de sua localização e por conta da necessidade de moldagem, preferimos produtos com baixo G', uma vez que o uso de produtos com alto G' nesse local pode levar à formação de nódulos.

Em síntese, os produtos ideais para preenchimento labial devem apresentar reticulação, podem ou não ser coesos e devem ter baixa viscosidade e baixo G', pois precisam ser mais moldáveis. Ao conhecer essas características, o médico injetor pode selecionar produtos à base de ácido hialurônico das mais diversas linhas e alcançar resultados consistentes e seguros.

Aqui cabe um alerta importante: caso o injetor opte pelo uso de produtos mais densos nos lábios, sua aplicação deve se limitar aos planos mais profundos, e eles devem ser utilizados com extrema cautela para evitar resultados inestéticos e a formação de nódulos.

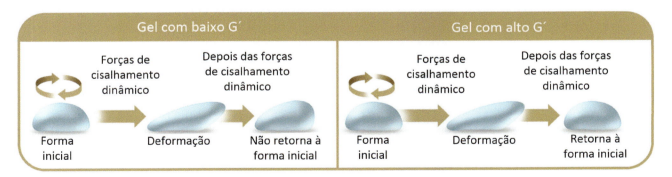

Figura 46 Comportamento do gel em relação às forças de cisalhamento.

Capítulo 12
Anestesia Labial: Conceitos e Técnicas

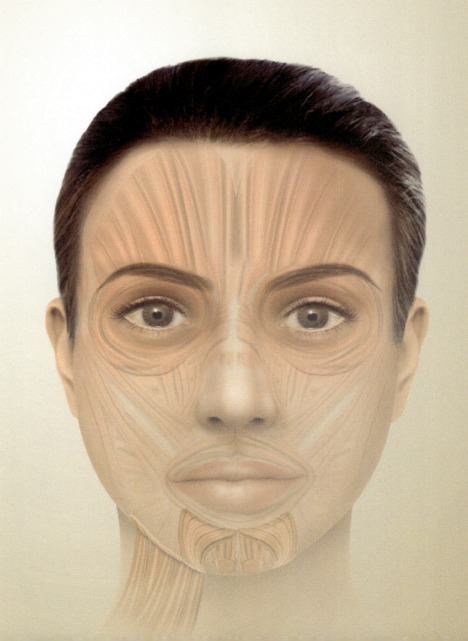

O uso de técnicas anestésicas para aumentar o conforto proporcionado ao paciente durante o procedimento de preenchimento labial é fundamental. Muitos colegas defendem que a utilização de anestésicos locais pode prejudicar a mobilidade dos lábios e dificultar a avaliação dos resultados. No entanto, para a obtenção dos melhores resultados, é essencial manter o plano adequado de tratamento e detectar e tratar – se for o caso – assimetrias prévias.

Além de aumentar o conforto do paciente, a anestesia tópica e/ou local possibilita que o injetor trabalhe de maneira mais assertiva, evitando a movimentação do paciente durante o procedimento, o que prejudicaria os resultados. Por se tratar de um dos principais impedimentos à realização de procedimentos estéticos, o manejo adequado da dor é uma necessidade na prática diária.

Dois tipos de anestesia são comumente utilizados nos lábios: a tópica e a local. Enquanto a tópica promove anestesia superficial e é ideal para procedimentos superficiais realizados na pele, o uso de agulhas exige a anestesia de campo e o bloqueio dos troncos nervosos que inervam a área a ser tratada.

A anestesia local no vermelhão dos lábios é contraindicada por distorcer o formato labial e comprometer a análise do resultado final, além de ser extremamente dolorosa. Portanto, os troncos nervosos são anestesiados em sua posição de saída dos forames ou a anestesia intraoral é utilizada para bloquear os ramos finais dos mesmos nervos, conforme as técnicas descritas a seguir.

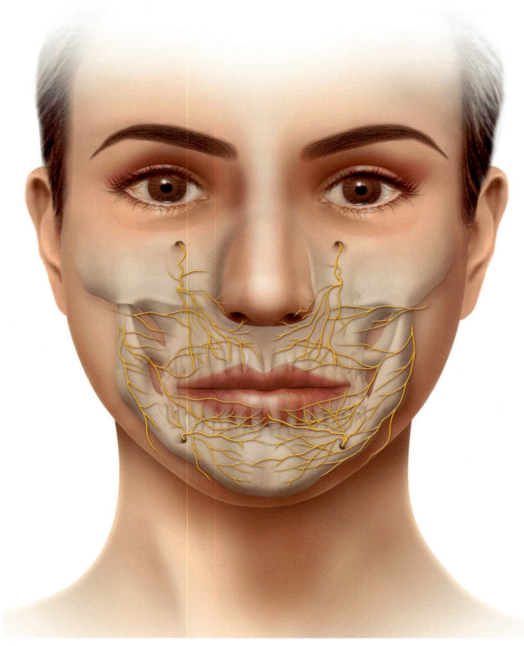

Figura 47 Inervação sensorial dos lábios.

ANESTESIA TÓPICA

A anestesia tópica pode ser utilizada em conjunto com a anestesia troncular nos procedimentos realizados nos lábios. De modo geral, ela não basta para proporcionar conforto completo ao paciente durante o procedimento, mas pode auxiliar, caso não tenha ocorrido o bloqueio anestésico completo após a anestesia troncular.

Diferentes concentrações e tipos de anestésicos tópicos podem ser utilizados, como:

- Dermomax® – Lidocaína 4%
- Lidocaína 5%
- Lidocaína 5% + tetracaína 5%
- Lidocaína 7% + tetracaína 7% – Pliaglis®
- Lidocaína 23% + tetracaína 7%

Os anestésicos tópicos devem ser aplicados pelo menos 30 minutos antes do procedimento e, de preferência, uma segunda camada deve ser reaplicada após 15 minutos para promover o efeito máximo da substância.

O anestésico Pliaglis®, por formar uma grossa camada (tipo máscara), pode ser envolvido por gaze para facilitar a retirada.

ANESTESIA TRONCULAR
Técnicas anestésicas

A anestesia troncular ou bloqueio nervoso é ideal para os preenchimentos labiais por ser capaz de promover o bloqueio completo da sensibilidade da área com pequena quantidade de anestésico. Os principais nervos a serem bloqueados são o infraorbitário, para preenchimento dos lábios superiores, e o mentoniano, para procedimentos nos lábios inferiores.

Durante o bloqueio nervoso, é importante evitar a anestesia intraneural, a qual pode provocar parestesias por período prolongado. As injeções intravasculares também devem ser evitadas, sendo imprescindível a aspiração prévia à administração do anestésico para evitar toxicidade sistêmica. Além disso, a injeção deve ser lenta e gradual, de modo a permitir sua acomodação nos tecidos e minimizar a dor ou o risco de toxicidade.

O uso de seringas finas – 30G – está indicado para garantir o conforto máximo do paciente. O anestésico mais comumente utilizado é a lidocaína 1% a 2% com vasoconstritor – epinefrina/adrenalina, na diluição de 1:100.000 ou 1:200.000. No entanto, outros anestésicos podem ser aplicados, como mepivacaína, articaína, prilocaína ou bupivacaína (veja o Quadro 1).

A solução anestésica é composta por anestésico local, vasoconstritor, conservante, cloreto de sódio e água destilada. A adição de bicarbonato de sódio, na diluição de 1:10 (1mL de solução de bicarbonato de sódio injetável para cada 10mL de lidocaína 1%), no momento da injeção pode diminuir a sensação de ardência.

Quadro 1 Anestésicos locais comumente utilizados

Agente	Classe	Concentração (%)	Início de ação	Duração (minutos)	Dose máxima* (mg/kg de peso)
Lidocaína	Amida	1 a 2	Rápido	30 a 60	4
Mepivacaína	Amida	1	Moderado	45 a 90	4
Bupivacaína	Amida	0,25	Demorado	60 a 120	3
Procaína	Éster	1 a 2	Demorado	15 a 60	7
Tetracaína	Éster	0,25	Demorado	2 a 3 horas	1,5

*Dose máxima: sem vasoconstrictor

BLOQUEIO TRONCULAR
Anestesia percutânea

O bloqueio dos troncos nervosos é a técnica mais indicada para os procedimentos de preenchimento labial com segurança e conforto.

Para execução da técnica, são utilizados os seguintes materiais:

- Luva estéril ou de procedimento
- Agulha 30G
- Anestésico com vasoconstritor
- Seringa 3mL
- Agulha 30G para injeção
- Agulha 27G para aspiração do anestésico
- Gaze
- Clorexidina alcoólica

O paciente deve ser posicionado na maca com a cabeceira ligeiramente inclinada. O anestésico deve ser aspirado na seringa de 3mL – essa quantidade é geralmente utilizada para bloqueio dos nervos infraorbitários e mentonianos.

Na sequência, procede-se à palpação do forame infraorbitário, do qual vai emergir o nervo infraorbitário do lado a ser anestesiado. Em geral, ele está localizado discretamente medial à linha mediopupilar. Após a palpação do forame infraorbitário, procede-se à injeção na mesma linha, pouco abaixo de sua localização. O objetivo não é anestesiar dentro do forame, pois há risco de anestesia intravascular ou mesmo de parestesia por dano ao nervo, mas logo abaixo, para alcançar o máximo de eficácia. Com a agulha 30G, entra-se a 90 graus na pele até a região óssea. Procede-se à aspiração por 10 a 15 segundos e, na sequência, realiza-se a injeção lenta de 0,8 a 1mL do anestésico local. O procedimento é repetido no lado contralateral.

Para anestesia do nervo mentoniano, palpa-se o forame mentoniano, geralmente localizado na altura da comissura labial ou levemente medial a esta, principalmente em pacientes idosos. Procede-se à aplicação em torno de 45 graus, não sendo necessário o contato direto com o osso, o que pode ser doloroso nesse local. Aspira-se por cerca de 10 a 15 segundos e procede-se à injeção do anestésico local – 0,5 a 0,6mL de cada lado.

Quando não é possível palpar os forames, opta-se por realizar a anestesia cerca de 1,5cm abaixo do rebordo ósseo inferior da órbita, na linha mediopupilar, ou até 5mm medialmente a esta, justaperiosteal, promovendo a aspiração prévia para certificar-se de que a agulha não se encontra dentro do forame ou levemente medial a este e em torno de 0,5 a 1cm abaixo da comissura labial.

Para anestesia completa, são necessários de 2 a 10 minutos.

Anestesia troncular intraoral

Duas formas de anestesia intraoral podem ser realizadas para anestesia de partes moles nos procedimentos de preenchimento labial: a técnica de anestesia troncular e a anestesia infiltrava, também conhecida como bloqueio de campo, que vai bloquear a porção periférica dos ramos nervosos mais próximos aos lábios.

Os materiais utilizados para o bloqueio intraoral de troncos nervosos – bloqueio intraoral dos nervos infraorbitário e mentoniano – são:

- Luva estéril ou de procedimento
- Agulha 30G
- Anestésico com vasoconstritor
- Seringa 3mL ou seringa Carpule com aspiração
- Agulha 27G para injeção ou agulha para seringa Carpule
- Agulha 27G para aspiração do anestésico
- Gaze
- Solução antisséptica à base de clorexidina
- Anestésico tópico do tipo benzocaína (opcional)

Inicialmente, solicita-se ao paciente que faça um bochecho com solução antisséptica à base de clorexidina (por exemplo, Perigard®) ou aplica-se diretamente essa solução no local da introdução da agulha para antissepsia adequada do local. Para aumentar o conforto, um anestésico tópico, como a benzocaína, pode ser utilizado na mucosa previamente seca, no local onde será introduzida a agulha. O paciente deve estar em posição supina para aumentar seu conforto e para evitar acidentes em caso de síncope.

Deve-se palpar a saída do forame infraorbitário e angular a agulha em direção a ele. Na sequência, traciona-se o lábio, com o objetivo de expor o fundo de sulco vestibular, e a agulha é introduzida levemente lateral no fundo de sulco vestibular (caso a agulha seja introduzida diretamente no fundo do sulco, ela baterá na maxila adjacente). A agulha deve ser introduzida na altura do primeiro pré-molar (veja a Figura 48) no sentido medial – em direção ao forame previamente palpado – e profundo – em direção ao osso. Ao tocar o osso, deve-se recuar levemente, aspirar e injetar a solução anestésica de maneira lenta – em torno de 0,8 a 1mL de anestésico.

Para anestesia do lábio inferior, procede-se ao bloqueio do nervo mentoniano. Everte-se o lábio e realiza-se a punção em região lateral do fundo do vestíbulo, seguindo a raiz dentária, e a agulha é introduzida entre os pré-molares. Ao atingir o osso, recua-se discretamente, realiza-se a aspiração e o anestésico é lentamente injetado (0,6 a 1mL).

CAPÍTULO 12 ■ ANESTESIA LABIAL: CONCEITOS E TÉCNICAS 113

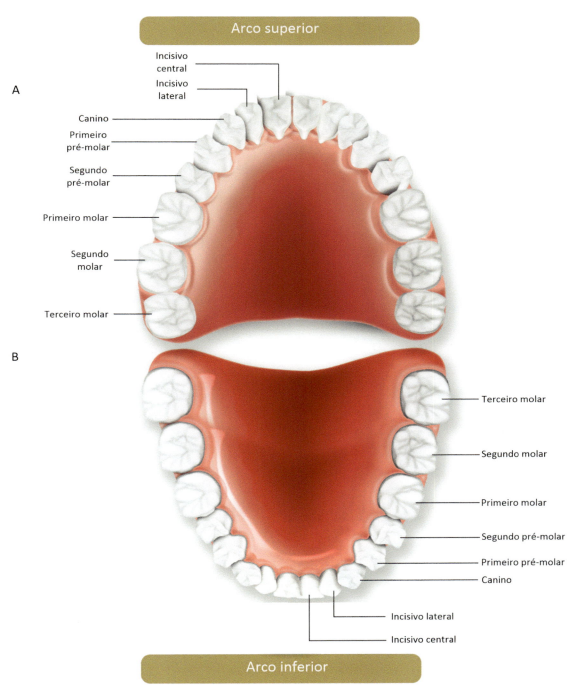

Figura 48A Arcada dentária superior. **B** Arcada dentária inferior.

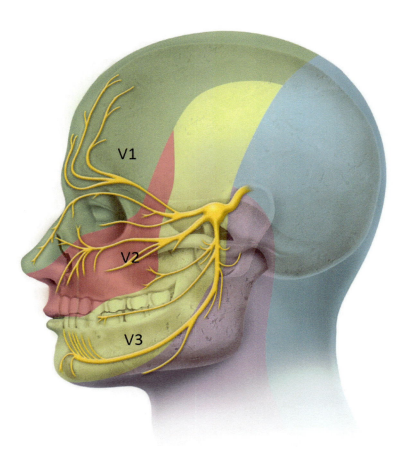

Figura 49 Território de inervação sensitiva de cada divisão do nervo trigêmeo: primeira divisão (V1) ou oftálmica, segunda divisão (V2) ou maxilar e terceira divisão (V3) ou mandibular.

Anestesia infiltrativa intraoral

Em alguns casos, a anestesia infiltrava pode ser realizada na região intraoral, bloqueando os nervos alveolares de forma local e, consequentemente, a sensibilidade dos lábios.

A principal vantagem dessa técnica, em razão da menor quantidade de anestésico e por ser mais localizada, é o término mais rápido do efeito da anestesia, o que pode ser útil, caso o paciente tenha algum compromisso e/ou necessite que a sensibilidade do lábio retorne mais rapidamente. A principal desvantagem é que, por serem necessárias múltiplas picadas, essa técnica anestésica costuma ser mais dolorosa.

São necessários os seguintes materiais:

- Luva estéril ou de procedimento
- Agulha 30G
- Anestésico com vasoconstritor
- Seringa 3mL ou seringa Carpule com aspiração
- Agulha 30G para injeção ou agulha para seringa Carpule
- Agulha 27G para aspiração do anestésico
- Gaze
- Solução antisséptica à base de clorexidina
- Anestésico tópico do tipo benzocaína (opcional)

Inicialmente, solicita-se ao paciente que faça bochecho com solução antisséptica à base de clorexidina (por exemplo, Perigard®) ou aplica-se diretamente essa solução no local da introdução da agulha para antissepsia adequada do local. Para aumentar o conforto, um anestésico tópico, como a benzocaína, pode ser utilizado na mucosa previamente seca, no local onde será introduzida a agulha. O paciente deve estar em posição supina para aumentar seu conforto e para evitar acidentes em caso de síncope.

Na sequência, o lábio é evertido para exposição do fundo de saco de vestíbulo e são realizadas múltiplas pinturas no fundo de saco, desde a região dos pré-molares até a dos incisivos, lateralmente ao frênulo, distando aproximadamente 0,5cm de cada uma, onde é injetado em torno de 0,01 a 0,02mL de anestésico por puntura, sempre com o cuidado de aspirar antes. Em geral, essa técnica de anestesia apresenta resultados mais rápidos – praticamente imediatos – porém costuma ser mais fugaz e deve ser realizada imediatamente antes do procedimento de preenchimento labial.

Capítulo 13
Técnicas para Preenchimento Labial: Introdução

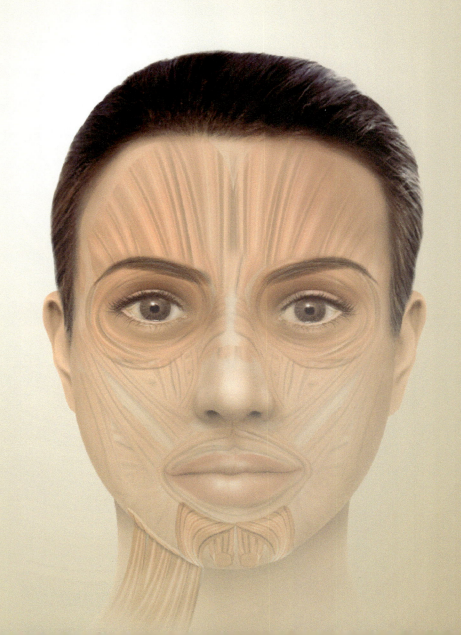

As diversas técnicas disponíveis para preenchimento labial apresentam vantagens e desvantagens tanto em relação à segurança como no que diz respeito aos resultados e ao edema pós-operatório. No entanto, a literatura carece de uma revisão comparativa dessas técnicas e, principalmente, de uma padronização quanto aos resultados dos planos de tratamento.

Depois de elaborar diversos cursos e de uma escuta atenta aos relatos dos colegas ao longo dos anos, considero uma das principais dificuldades o entendimento sobre os planos em que estão sendo realizados os preenchimentos, e esse conhecimento é fundamental para a obtenção de resultados consistentes.

Como mencionado previamente, devemos lembrar que, ao realizarmos o preenchimento labial, podemos atuar em três planos: plano subcutâneo superficial, plano intramuscular e plano subcutâneo profundo (veja a Figura 16).

O plano subcutâneo superficial vai promover melhora do formato labial. Nesse plano é possível modificar o formato de um lábio fino, por exemplo, para um lábio padrão ou em coração. Além disso, pode-se transformar um lábio de formato padrão em um com formato volumoso (por exemplo, mais arredondado).

O plano subcutâneo superficial é um plano extremamente delgado, e o melhor instrumento para alcançá-lo é por meio de uma agulha fina – 30G (veja a Figura 46). Também é possível acessá-lo por meio de cânulas, as quais, no entanto, precisam estar situadas muito superficialmente, sendo quase sempre possível a visualização da cânula através da pele. Ademais, a manutenção desse plano é muito mais difícil com a cânula. Por isso, preconizamos o tratamento desse plano por meio de agulhas finas (30G).

Nesse plano, a agulha estará bem superficial e, ao ser elevada, seu desenho será visível através da pele (compare a Figura 50 com a Figura 51, em que a agulha se encontra no plano intramuscular). Cabe alertar que o acinzentado da agulha não deve ser visualizado, o que significaria que ela estaria ocupando uma posição demasiadamente superficial e poderiam ser geradas microbolhas visíveis na superfície dos lábios, bem como irregularidades.

O preenchimento do plano subcutâneo superficial pode ser realizado tanto no sentido vertical como no horizontal. Preconizamos a técnica de preenchimento vertical tanto pela segurança como por respeitar os compartimentos de gordura labial descritos por Cotofana e cols. (2024).

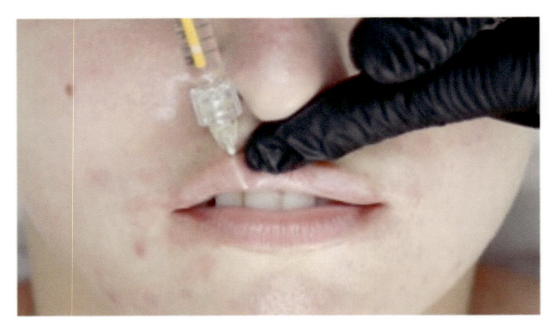

Figura 50 Introdução da agulha no plano subcutâneo superficial.

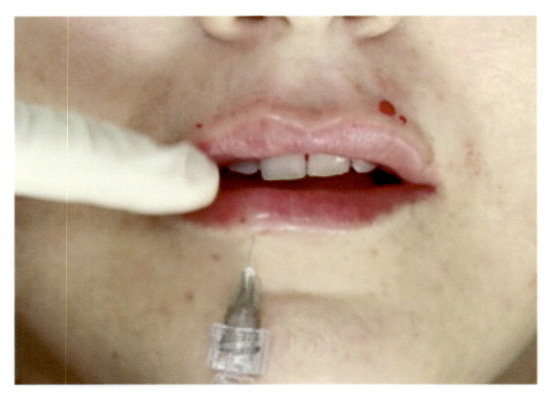

Figura 51 Introdução da agulha no plano intramuscular.

CAPÍTULO 13 ▪ TÉCNICAS PARA PREENCHIMENTO LABIAL: INTRODUÇÃO

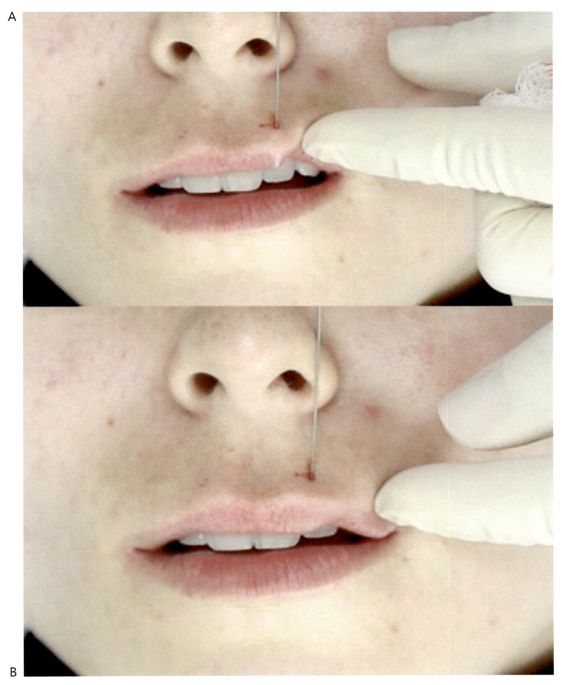

Figura 52 Cânula nos planos subcutâneos superficial (**A**) e profundo (**B**).

Capítulo 14
Técnicas para Melhorar o Formato Labial

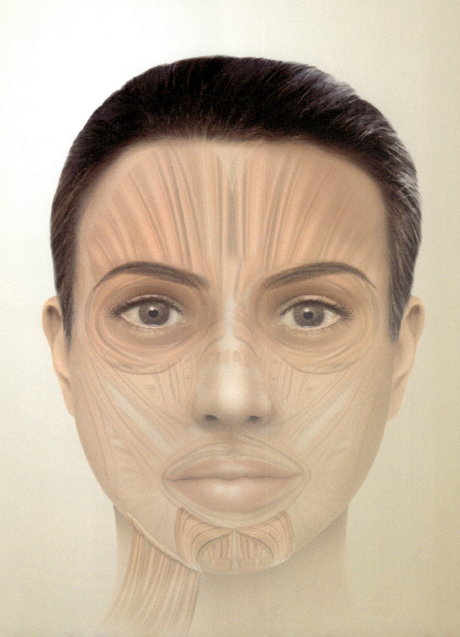

CAPÍTULO 14 ■ TÉCNICAS PARA MELHORAR O FORMATO LABIAL

Para melhorar o formato labial, precisamos:

- Reconhecer o formato básico dos lábios do paciente.
- Identificar o formato que o médico injetor e o paciente desejam obter.
- Criar um plano para chegar ao formato desejado.

Cabe destacar que, em geral, a melhora do formato labial ocorrerá em etapas. Alguns pacientes que chegam ao consultório com formato anatômico favorável ou que desejam apenas restabelecer um formato prévio necessitarão de menos volume. Por outro lado, aqueles que desejam modificar o formato primário e aumentar o volume labial precisarão de múltiplas sessões subsequentes.

Para criação e aprimoramento dos formatos labiais, todo o processo deve ser conduzido de maneira progressiva com o uso de 1mL ou, no máximo, 2mL de ácido hialurônico por sessão de preenchimento labial e com nova sessão em 30 a 60 dias após a primeira, de modo a permitir que o produto seja integrado completamente aos lábios e a nova sessão seja mais bem direcionada para o resultado almejado.

Duas técnicas básicas vão agir primariamente para melhorar o formato labial:

- Técnica de feixes verticais.
- Técnica de feixes horizontais.

A técnica de feixes paralelos verticais ajudará a definir a borda labial com melhor definição do formato, ao passo que a de feixes horizontais não promove a definição da borda, mas melhora o formato básico, além de valorizar os tubérculos labiais.

Essas técnicas evidenciam três aspectos primordiais que todo médico injetor precisa obedecer:

1. O produto precisa ter baixa viscosidade e baixo *G prime* (G'), ou seja, necessita ser mais fluido. Restylane Kysse®, Belotero Balance®, Volbella® e Rennova Lips® são boas opções. Produtos de outras linhas podem ser utilizados, desde que apresentem boa fluidez e integração tecidual, devendo também respeitar as características descritas previamente no capítulo anterior.

2. O plano de aplicação deve ser o subcutâneo superficial.

3. É imprescindível a massagem adequada após o preenchimento, "espalhando" e moldando o produto nos lábios para evitar pequenos nódulos aparentes.

Essas técnicas serão abordadas na sequência, bem como sua aplicação nos pacientes.

TÉCNICAS DE FEIXES PARALELOS VERTICAIS

A técnica de feixes paralelos verticais engloba um conjunto variado de técnicas, conhecidas na literatura como *Fence Technique*, *Tenting Technique* e *Russian lips*. Essas técnicas têm como característica comum a realização de linhas verticais retificadas ou inclinadas de deposição de ácido hialurônico, paralelas, podendo ser anguladas, aumentando a dimensão vertical dos lábios, associadas, secundariamente, ao aumento do volume. Descreveremos, na sequência, cada uma delas. Como algumas etapas são comuns a todas as técnicas, vamos abordá-las antes de passarmos para a descrição das técnicas *per se*.

Materiais

- Luva estéril ou de procedimento
- Agulha 29 ou 30G
- Preenchedor de ácido hialurônico
- Anestésico com vasoconstritor
- Seringa 3mL
- Agulha 30G para injeção
- Agulha 27G para aspiração do anestésico
- Gaze
- Clorexidina alcoólica

É muito importante destacar que as injeções devem ser iniciadas na borda do vermelhão dos lábios, e não no rolo branco. Caso a injeção seja iniciada no rolo branco, ainda que o injetor pare de forçar o êmbolo antes do final da injeção, o ácido hialurônico irá migrar pelo trajeto deixado pela agulha ou cânula e ocorrerá a migração do produto para fora do vermelhão dos lábios, deixando a impressão de extravasamento do ácido hialurônico e criando a clássica aparência de "bico de pato", tão temida pelos pacientes.

Para essa técnica, é importante utilizar um ácido hialurônico fluido, com baixa elasticidade e de baixa viscosidade, uma vez que o produto será aplicado no plano subcutâneo superficial e precisará ser massageado e moldado ao tecido.

Inicia-se o procedimento com assepsia completa da face com clorexidina alcoólica 0,5%. A assepsia completa deve ser realizada porque durante o procedimento a mão e a luva podem entrar em contato com áreas não previamente assépticas e ocasionar contaminação durante a aplicação.

O paciente é, então, anestesiado (veja o Capítulo 12). A anestesia pode ser apenas troncular ou consistir na associação de anestesia troncular e tópica (dupla anestesia). Nesses casos, utilizamos creme ou pomada de lidocaína 23% com tetracaína 7% durante aproximadamente 15 a 30 minutos, por se tratar de produto tópico potente. Misturas de lidocaína 5% a 7% com tetracaína 5% a 7% ou de lidocaína 2,5% com prilocaína 2,5%, ou mesmo o uso isolado de lidocaína em concentrações a partir de 4%, também se mostram efetivas. É importante a retirada de todo o anestésico tópico antes da aplicação do preenchedor nos lábios.

Após a retirada da anestesia tópica e a realização da troncular, é importante checar se o paciente não está sentindo dor. Uma dor até o grau 3 em uma escala de 10 é aceitável; a partir daí, a anestesia deve ser repetida. Em nossa experiência, a anestesia troncular intra ou extraoral é a mais efetiva e duradoura e, caso o paciente ainda apresente algum grau de dor, está indicada a associação de pontos de anestesia intraorais para bloqueio dos nervos alveolares e para um efeito mais rápido e fugaz.

Antes do início do procedimento em si, é importante checar a localização da artéria labial. Em 78% a 80% dos pacientes, a artéria labial estará localizada nos compartimentos profundos de gordura dos lábios. No entanto, a artéria pode mudar de trajeto tanto em profundidade como em planos. Quando localizada superficialmente no tecido celular subcutâneo, a artéria costuma encontrar-se superficialmente na transição entre a semimucosa e a mucosa dos lábios. Portanto, a pesquisa de pulsações deve ser realizada na junção entre a semimucosa (mucosa seca) e a mucosa (mucosa molhada). Para isso, tanto o lábio superior como o inferior são evertidos, um de cada vez, e tem início a busca visual por pulsações nessa área (veja o vídeo suplementar). Caso seja detectada alguma área de pulsação mais superficial nessa área, ela é marcada e o procedimento deve ser realizado com cautela na região, mantendo a distância mínima de 0,5 a 1cm do local da artéria e aspirando mais lentamente ao injetar na área.

Vídeo suplementar Pulsação da artéria labial próximo à transição semimucosa/mucosa no lábio inferior esquerdo.

Além disso, deve ser realizada a digitopalpação da artéria labial: com o dedo indicador no interior da mucosa labial e o polegar por fora, faz-se uma leve compressão, muito leve mesmo, pois a compressão exagerada pode colabar a artéria e impedir que se sinta a pulsação. Na maioria dos casos, a pulsação será sentida pelo dedo indicador no interior da boca, ou seja, na porção logo acima da mucosa labial – compartimentos de gordura profundos dos lábios. Caso a artéria não seja sentida, ou sentida muito levemente, é mais provável que ela esteja localizada no compartimento intramuscular ou subcutâneo superficial.

Com a localização da artéria em mente, as áreas de risco mapeadas e o paciente anestesiado, é chegado o momento de dar início ao procedimento.

O paciente deve ficar completamente deitado e o injetor posicionado no topo de sua cabeça para melhor visualização das estruturas que serão tratadas.

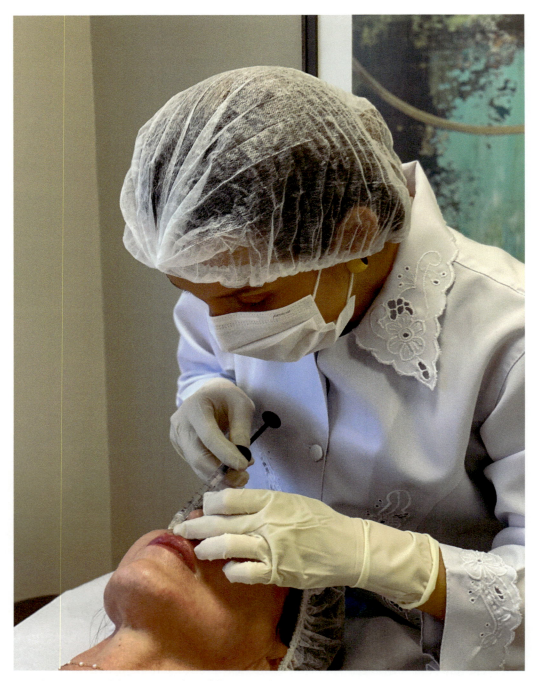
Figura 53 Posicionamento do médico em relação ao paciente para realização da técnica.

Fence technique

Popularizada por Julie Horne, essa técnica consiste na aplicação de linhas verticais de ácido hialurônico a partir dos compartimentos medial e médio dos lábios e de injeções horizontais no compartimento lateral.

Após o posicionamento adequado do paciente, o tratamento principia com a demarcação do ponto inicial no ápice do arco do cupido. A agulha deve penetrar pelo vermelhão dos lábios, logo abaixo do rolo branco, e nunca acima dele. Ainda que a injeção seja interrompida, o produto "escorre" pelo trajeto da agulha e, caso o procedimento seja iniciado no lábio cutâneo, e não no vermelhão do lábio, é possível a formação de um platô nessa região com a associação de efeitos inestéticos. Nessa área, na maior parte dos casos, a definição do contorno labial se dá de forma natural, sem a necessidade de preenchimento direto do contorno labial.

Após sua entrada, a agulha deve ser conduzida verticalmente em sentido inferior e mantida no plano subcutâneo superficial, em direção à junção da semimucosa com a mucosa, porém sem tocar nela. É possível chegar à transição e retornar ou manter uma distância em torno de 2mm desta. A injeção de 0,02 a 0,04mL deve ser linear e retrógrada, sendo depositada nessa região. O produto, além de dar volume ao corpo do vermelhão dos lábios, irá escorrer para os lados e promover o preenchimento do contorno labial.

É muito importante que a injeção seja aplicada até o final da linha que se inicia na borda do vermelhão do lábio e que reste uma pequena quantidade de produto após a injeção, o que garantirá o preenchimento do contorno labial.

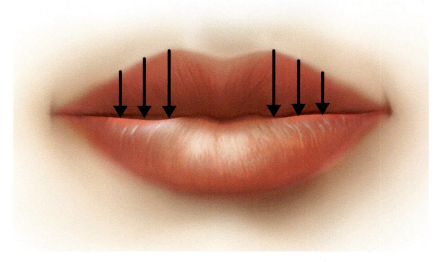

Figura 54 Trajeto percorrido pela agulha, no plano subcutâneo superficial, para realização da *Fence technique*.

A injeção no compartimento lateral dos lábios deve ser realizada em "V", com a primeira retroinjeção posicionada logo abaixo da linha vermelha e a segunda no corpo do lábio, como mostra a Figura 55.

O tratamento do lábio superior ficará, portanto, como mostrado na Figura 56.

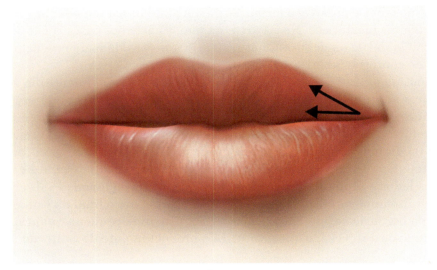

Figura 55 Direcionamento da agulha para tratamento da região do compartimento de gordura superficial lateral dos lábios.

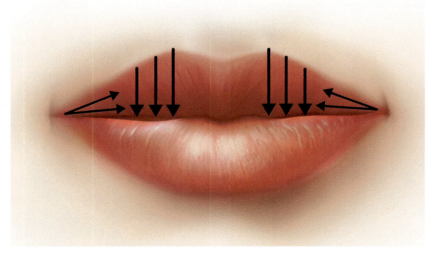

Figura 56 Esquema de tratamento do lábio superior por meio da *Fence technique*.

O mesmo procedimento deve ser realizado no lábio inferior. No entanto, como nesse caso o centro é o ponto de altura máxima, as injeções devem ser iniciadas nessa região e seguir verticalmente até o compartimento lateral dos lábios, quando deverão, então, ser substituídas por uma injeção horizontal (veja a Figura 57).

A Figura 58 apresenta o desenho esquemático final do preenchimento nos lábios superior e inferior.

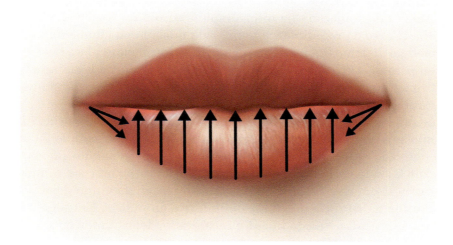

Figura 57 Esquema de tratamento do lábio inferior através da *Fence technique*.

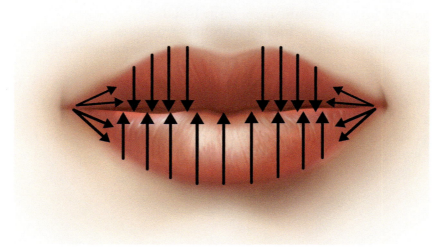

Figura 58 Tratamento completo dos lábios superior e inferior por meio da *Fence technique*.

Tenting technique

A *Tenting technique* é uma variação das técnicas de injeções verticais lineares, na qual as injeções seguem o desenho labial com inclinação em torno de 30 graus para o centro do lábio. A injeção tende a arredondar levemente o contorno e dar aos lábios um formato mais volumoso, conforme desejado por grande parcela dos pacientes.

Modo de aplicação

Após o posicionamento adequado do paciente, o tratamento começa com a demarcação do ponto inicial no ápice do arco do cupido, com a agulha inclinada em torno de 30 graus para o tubérculo medial do lábio superior. A agulha deve entrar pelo vermelhão dos lábios, logo abaixo do rolo branco, e nunca acima deste. Ainda que a injeção seja interrompida, o produto "escorre" pelo trajeto da agulha e, caso o procedimento tenha sido iniciado no lábio cutâneo, e não no vermelhão do lábio, há a possibilidade de se formar um platô nessa região com efeitos inestéticos associados. A definição do contorno labial também se dá de forma natural nessa área, não sendo necessário o preenchimento direto do contorno labial na maioria dos casos.

Após sua entrada, a agulha deve seguir verticalmente em sentido inferior, mantendo-se a configuração de 30 graus em direção ao tubérculo labial central. O plano de aplicação é o plano subcutâneo superficial dos lábios, com o objetivo de fazer a agulha progredir em direção à junção mucosa-semimucosa sem tocar nela ou, caso chegue diretamente ao local, a agulha deve retornar e ser mantida à distância de alguns milímetros da junção. Em seguida, injeta-se 0,02 a 0,04mL de modo linear e retrógrado, depositando o conteúdo na região a ser tratada. Além de dar volume ao corpo do vermelhão dos lábios, o produto irá escorrer em sentido lateral e promoverá o preenchimento do contorno labial na grande maioria dos casos.

É muito importante que a injeção seja aplicada até o final da linha de retroinjeção e que reste pequena quantidade de produto após a injeção, a qual irá garantir o preenchimento do contorno labial.

Em seguida, após a retirada da agulha, procede-se a uma nova injeção linear aproximadamente 2 a 3mm distante da primeira, seguindo até o compartimento lateral dos lábios.

O preenchimento do lábio inferior obedece à mesma técnica de injeção; no entanto, deve ser mantida uma distância de 5mm da comissura labial, de modo a evitar alargar o tamanho do lábio inferior nessa região.

Uma variação possível dessa técnica, caso o paciente apresente tubérculo medial mais projetado, consiste em iniciar com uma injeção vertical e, a partir daí, seguir com injeções inclinadas a 30 graus.

CAPÍTULO 14 ■ TÉCNICAS PARA MELHORAR O FORMATO LABIAL   **133**

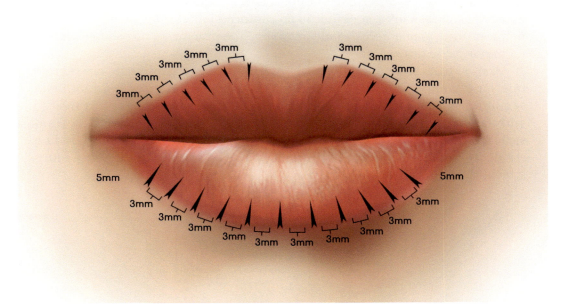

Figura 59 *Tenting technique* – as injeções devem ser realizadas a 30 graus em direção ao centro dos lábios.

Técnica russa (*Russian lips*)

Amplamente difundida nas mídias sociais, a origem da técnica russa permanece na obscuridade, mas ganhou notoriedade em razão de seus resultados tanto mais naturais quanto exagerados.

O objetivo dessa técnica é valorizar a porção central dos lábios, promovendo um aspecto com formato de coração (muitas vezes descrito nas redes sociais como "de boneca").

Após o posicionamento adequado do paciente, o tratamento começa com a marcação do ponto inicial no ápice do arco do cupido. A agulha deve penetrar o vermelhão dos lábios, logo abaixo do rolo branco, e nunca acima deste. Ainda que se interrompa antes a injeção, o produto "escorre" pelo trajeto da agulha e, se o procedimento foi iniciado pelo lábio cutâneo, e não pelo vermelhão do lábio, pode-se formar um platô nessa região com efeitos inestéticos associados. Nessa área, a definição do contorno labial também se dá de maneira natural, sem a necessidade de preenchimento direto do contorno labial na maior parte dos casos.

Após sua entrada, a agulha deve ser conduzida verticalmente em sentido inferior e mantida no plano subcutâneo superficial em direção à junção da semimucosa com a mucosa, mas sem tocá-la. É possível chegar à transição entre ambas e retornar ou manter uma distância em torno de 2mm da transição. A injeção de 0,02 a 0,04mL de produto deve ser linear e retrógrada e ser depositada nessa região. Aqui começa a se estabelecer a diferença entre a técnica russa e as demais.

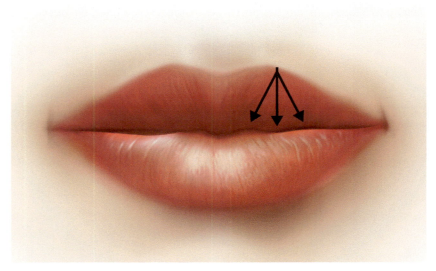

Figura 60 Primeiro passo para tratamento do lábio superior com a técnica russa.

Sem a retirada completa da agulha, porém próximo à sua saída, inclina-se a agulha em torno de 30 graus em direção medial e uma retroinjeção linear é aplicada nesse vértice. Ainda sem remover completamente a agulha, inclina-se a agulha para o lado esquerdo, também em torno de 30 graus em relação à linha média, e procede-se à injeção nesse local. O formato final será o de dois "V", com uma das pernas linear, sobrepostos um ao outro. Após a terceira retroinjeção, a agulha deve ser retirada, devendo restar uma gota do produto no orifício de saída da agulha para garantir o preenchimento do contorno labial.

A segunda injeção é introduzida a cerca de 5mm de distância da primeira, lateralmente. São realizadas de três a quatro injeções nos lábios superiores, poupando o compartimento lateral dos lábios, para evitar sua inversão.

O mesmo processo é repetido no lábio inferior, partindo-se da borda do vermelhão do lábio, na porção central, e aplicando em torno de duas a três injeções de cada lado, até o compartimento labial lateral, que não deve ser preenchido.

A Figura 61 mostra, esquematicamente, o resultado do preenchimento por meio da técnica russa.

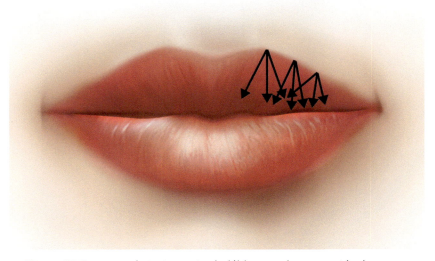

Figura 61 Esquema de tratamento do lábio superior com a técnica russa.

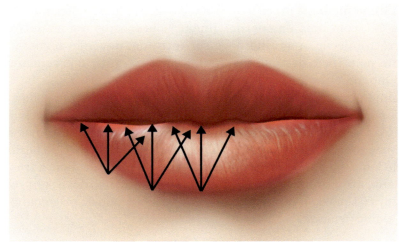

Figura 62 Preenchimento do lábio inferior por meio da técnica russa.

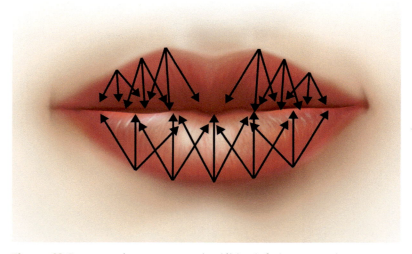

Figura 63 Esquema de tratamento dos lábios inferior e superior com a técnica russa.

Técnica *A. Lips*

Essa técnica, elaborada pela autora, associa outras três técnicas com o objetivo de valorizar o formato em "M" dos lábios: a técnica russa, a *fence* ou *tenting technique* e as linhas horizontais. Seu objetivo é criar volume nos lábios superiores e/ou inferiores e, ao mesmo tempo, definir o formato labial em "M".

Os melhores resultados são obtidos com produtos de baixa ou média reologia, de preferência os especificamente produzidos para os lábios, como o Restylane Kysse® e o Rennova Lips®. O Belotero Balance® e o Volbella® também são considerados boas opções.

O tratamento começa com a demarcação do ponto inicial no ápice do arco do cupido. A agulha deve penetrar o vermelhão dos lábios, logo abaixo do rolo branco, e nunca acima deste. Ainda que a injeção seja interrompida, o produto "escorre" pelo trajeto da agulha e, caso o procedimento tenha sido iniciado no lábio cutâneo e não no vermelhão do lábio, é possível a formação de um platô nessa região, o que pode promover efeitos inestéticos associados. Nessa área, a definição do contorno labial também se dá de modo natural, não sendo necessário, em geral, o preenchimento direto do contorno labial.

Após sua entrada, a agulha deve ser conduzida verticalmente em sentido inferior, sendo mantida no plano subcutâneo superficial, em direção à junção da semimucosa com a mucosa, porém sem tocá-la, sendo possível chegar à transição e retornar ou manter uma distância em torno de 2mm. A injeção de 0,02 a 0,04mL deve ser linear e retrógrada e depositada nessa região.

Antes de chegar ao ponto de saída, a agulha deve ser redirecionada cerca de 30 a 45 graus em sentido medial e aplicada nova injeção de 0,02 a 0,04mL. Novamente, antes da saída, a agulha deve ser redirecionada no sentido lateral, dessa vez procedendo à injeção por todo o trajeto e retiranda a agulha pelo orifício de entrada. O produto, além de dar volume ao corpo do vermelhão dos lábios, irá escorrer em sentido lateral e promover o preenchimento do contorno labial. Cerca de 0,02 a 0,04cm lateralmente, inicia-se outra injeção, procedendo da mesma maneira.

Em geral, são realizadas de duas a três injeções nos lábios superior e inferior. O resultado final será a junção de dois "V" compartilhando o mesmo vértice. Essa técnica irá preencher os compartimentos medial e anterior de gordura dos lábios, definindo o formato labial em "M".

Em seguida, é realizado o preenchimento do compartimento de gordura anterior médio dos lábios. Nessa área, o preenchedor deve ser depositado de maneira linear, seguindo a técnica de entrada logo abaixo do rolo branco, em direção à junção da semimucosa com a mucosa, sem preencher essa transição, e depositando o preenchedor de maneira retrógrada e linear. Essa técnica irá preencher todo o compartimento de gordura anterior média do lábio.

Para finalizar, o compartimento lateral de gordura dos lábios deve ser preenchido de maneira diferente. Nesse compartimento, o volume costuma ser menor e o preenchimento de superior para inferior (vertical) pode fazer o canto do lábio "pesar" e levá-lo a uma inversão. Desse modo, a técnica preconiza o preenchimento dessa região por meio de uma técnica em "V", horizontal, cujo vértice se localiza no canto oral, no corpo do vermelhão dos lábios, e o ápice no ponto mais distante encontrado ao ser inserida toda a agulha 30G. Duas injeções devem ser realizadas, partindo do mesmo vértice, e a agulha retirada apenas após a segunda retroinjeção. Uma das injeções é aplicada no corpo do vermelhão dos lábios e a outra na transição entre a semimucosa labial e o lábio cutâneo, delineando o contorno do vermelhão dos lábios.

No lábio inferior, serão diferentes os objetivos em homens e mulheres. Nestas, um lábio inferior mais arredondado é considerado mais feminino. Nos homens, entretanto, esse desenho pode passar uma mensagem mais feminina, o que pode não ser desejável. Para valorizar as características do lábio masculino, opta-se por um formato trapezoide no lábio inferior.

A seguir, passo a passo da técnica *A. Lips*.

CAPÍTULO 14 ■ TÉCNICAS PARA MELHORAR O FORMATO LABIAL

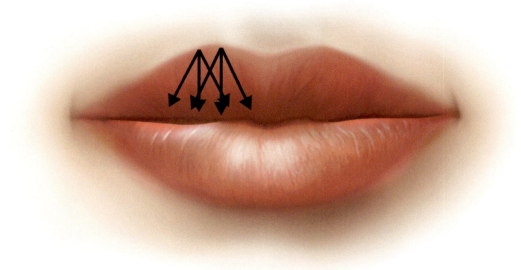

Figura 64 Passo 1: demarcação inicial do ponto de entrada no vermelhão do lábio, no ápice do arco do cupido. A partir daí são realizadas três retroinjeções: uma vertical e duas anguladas, em torno de 30 a 45 graus, para a direita e para a esquerda. Aproximadamente de 2 a 4mm da primeira, é realizada uma tríade de retroinjeções. Assim podem ser realizadas de duas a três retroinjeções, sempre iniciando no ápice do arco do cupido, a depender da largura do lábio.

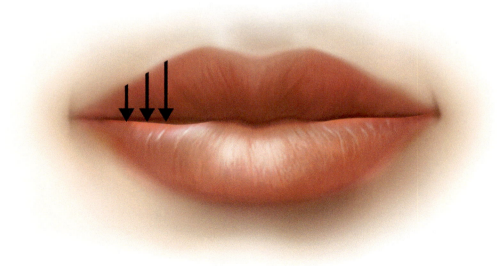

Figura 65 Passo 2: após o primeiro passo, realiza-se uma série de retroinjeções lineares verticais a partir da borda do vermelhão dos lábios até aproximadamente 2mm da transição semimucosa/mucosa, até cerca de 0,5cm da comissura labial.

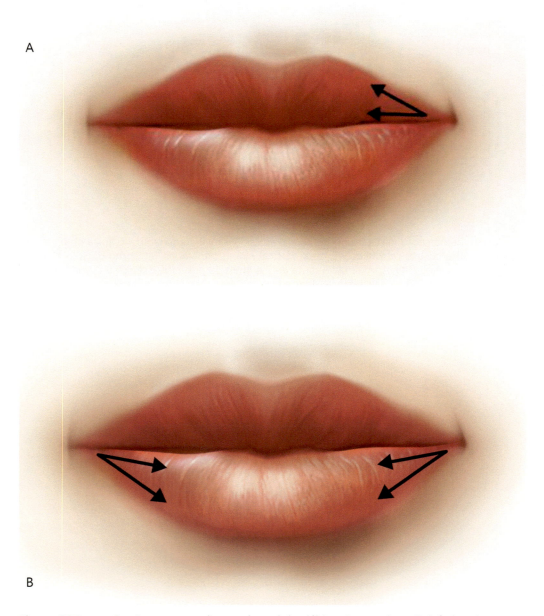

Figura 66 Passos 3 e 4: no compartimento lateral dos lábios; **A**. superior e **B**. inferior, devem ser realizadas retroinjeções horizontais e paralelas, preenchendo o compartimento lateral.

CAPÍTULO 14 ■ TÉCNICAS PARA MELHORAR O FORMATO LABIAL 141

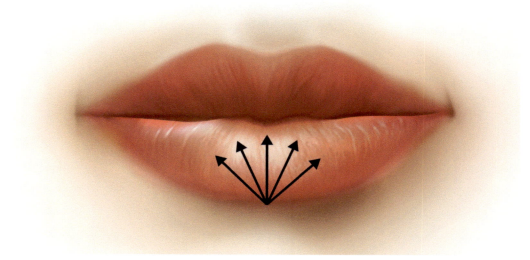

Figura 67 Passo 5: a partir do ponto central e mais inferior do vermelhão do lábio inferior, inicia-se uma retroinjeção vertical linear, seguida por três ou quatro retroinjeções anguladas a 30, 45, 60 e 90 graus. Quanto mais centralizadas as retroinjeções, mais o formato final ficará arredondado. Quanto mais próximo de 90 graus, mais o formato tenderá a ser trapezoide.

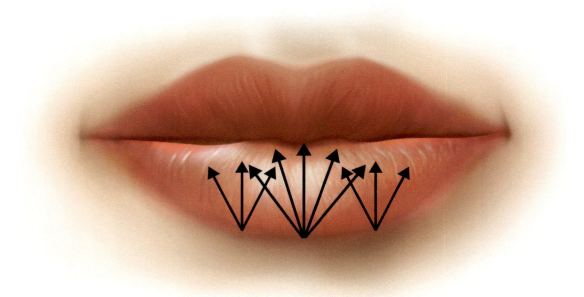

Figura 68 Passo 6 (opcional em lábios femininos e mandatório nos masculinos): duas retroinjeções laterais semelhantes às realizadas no passo 4 podem ser efetuadas nos tubérculos labiais inferiores (para localizar o ponto de entrada, veja a Figura 22B – linha H de Harris). O ponto de entrada está localizado na porção central do tubérculo labial inferior bilateralmente, que corresponde a uma linha oblíqua que parte da columela. Nesse local, a linha toca a transição entre o vermelhão do lábio inferior e o lábio cutâneo.

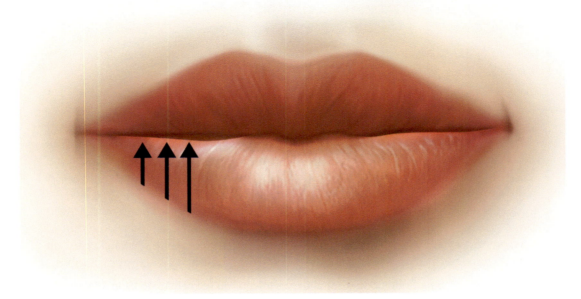

Figura 69 Passo 7: a partir das primeiras retroinjeções, prossegue-se com retroinjeções verticais até aproximadamente 0,5cm da comissura labial.

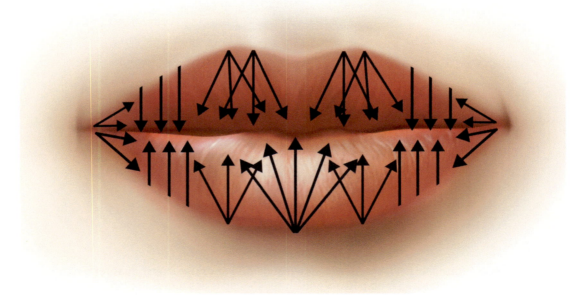

Figura 70 Visão final das retroinjeções dos lábios superior e inferior.

Para lábios femininos

A técnica de preenchimento do lábio inferior feminino tem início na região central, entre os tubérculos labiais inferiores, por meio de uma primeira retroinjeção central, seguida pela lateralização da agulha em aproximadamente 30 graus e três ou quatro retroinjeções, tanto do lado direito como do esquerdo, e a retirada da agulha após a ultima retroinjeção. Essa técnica promove o preenchimento do compartimento de gordura medial do lábio inferior.

Na região dos tubérculos laterais inferiores são realizadas duas retroinjeções, no formato de "V", como nos tubérculos superiores. Inicia-se com uma retoinjeção linear e, na sequência, angula-se a agulha em 45 graus à direita e 45 graus à esquerda, a qual é retirada apenas após a última retroinjeção. Essas injeções irão preencher o compartimento médio do lábio inferior.

Para finalizar, nos compartimentos laterais dos lábios inferiores, são executadas retroinjeções lineares paralelas até aproximadamente 0,5 a 1cm do canto oral. Nessa localização, a agulha deve ser inserida de maneira horizontal e aplicadas outras duas retroinjeções em formato de "V" no compartimento lateral superficial.

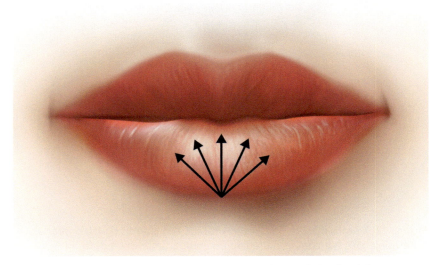

Figura 71 Preenchimento da porção medial do lábio inferior feminino por meio da técnica *A. Lips*.

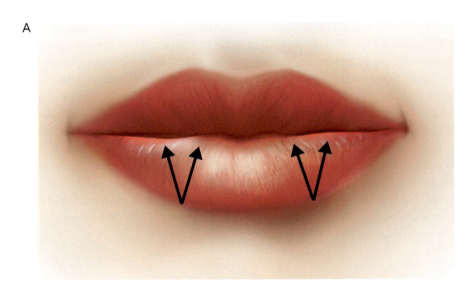
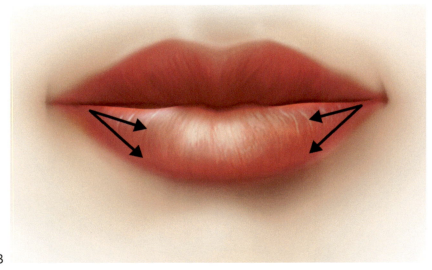

Figura 72 A Retroinjeções lineares nos tubérculos laterais do lábio inferior.
B Retroinjeções horizontais na região do compartimento de gordura superficial lateral do lábio inferior.

Para lábios masculinos

A técnica de preenchimento do lábio inferior masculino tem início na região dos tubérculos labiais inferiores, em uma linha lateral que se inicia no vermelhão do lábio inferior, no ponto central do tubérculo inferior ipsilateral (veja a Figura 74). No ápice dessa linha, a agulha é inserida em um ângulo de 90 graus em direção à região central do lábio inferior e é aplicada a primeira retroinjeção. Em seguida, procede-se a uma segunda e terceira retroinjeções, a 20 e 45 graus do ponto de entrada, direcionadas para a região central do lábio, bem como uma última retroinjeção, seguindo o contorno labial. As retroinjeções são repetidas a 20 e 45 graus, nos mesmos ângulos, em direção à região lateral dos lábios, à exceção da retroinjeção do contorno. A agulha é retirada após as retroinjeções. Essa técnica, além de ajudar a definir os tubérculos labiais, irá alargar a base do lábio, proporcionando um aspecto trapezoide e deixando-o mais masculino.

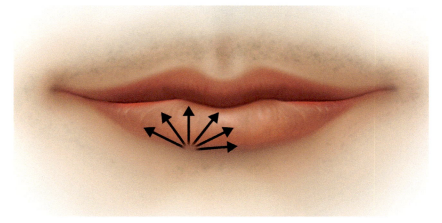

Figura 73 Esquema de tratamento do lábio inferior com a técnica *A. Lips*.

Peculiaridades do preenchimento de lábios masculinos com as técnicas de preenchimento de linhas verticais

Algumas particularidades referentes a essas técnicas em pacientes do sexo masculino merecem ser lembradas, especialmente no que diz respeito ao formato dos lábios inferiores. Como comentado previamente (veja a *Técnica A. Lips*), o lábio inferior masculino tende a exibir formato mais trapezoide. A autora promove algumas variações nas técnicas para tratamento de lábios masculinos.

Na *Fence technique*, por exemplo, a técnica é mantida em virtude de sua tendência de manter e valorizar o formato do próprio paciente. Caso seja necessário, a autora realiza dois feixes horizontais no corpo do vermelhão, na porção central, para alargar essa área e deixar o lábio inferior com formato mais trapezoide (veja *Técnicas de feixes lineares horizontais*).

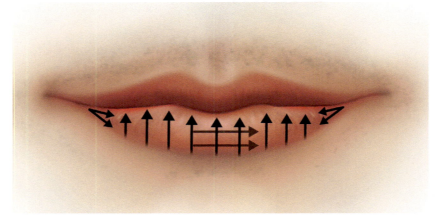

Figura 74 Desenho esquemático da técnica de feixes verticais associada à técnica de feixes horizontais em lábios inferiores masculinos.

A. Lips e técnica russa

Para os lábios masculinos, as variações das técnicas A. Lips e russa se resumem à lateralização da primeira injeção. Ao contrário do formato mais arredondado preconizado em mulheres, o formato trapezoide é alcançado quando as primeiras injeções são iniciadas na porção adjacente ao centro, começando pela localização do tubérculo lateral de cada lado e preenchendo ambas as regiões a partir dessas linhas.

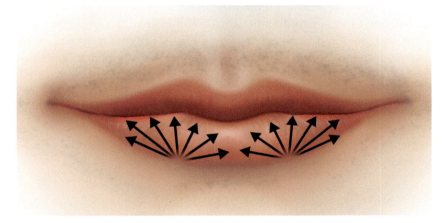

Figura 75 Desenho esquemático da técnica A.Lips demonstrando sua apresentação no lábio inferior para valorizar o formato trapezoide.

Massagem

Um passo fundamental após a execução das técnicas de preenchimento linear vertical consiste na massagem labial.

> ESTE PASSO É FUNDAMENTAL E NÃO DEVE SER ESQUECIDO, POIS PODE LEVAR À FORMAÇÃO DE NÓDULOS NOS LÁBIOS, BEM COMO A RESULTADOS INESTÉTICOS.

Com o paciente ainda anestesiado, a massagem é executada após o preenchimento labial, devendo ser utilizadas as pontas dos dedos. O contorno labial, na região do rolo branco, deve ser segurado com os polegares, enquanto o dedo indicador realiza a massagem por toda a extensão do vermelhão dos lábios, de modo a espalhar o produto e unir os feixes verticais.

A massagem deve ser realizada tanto no lábio superior como no inferior, em sentido lateral, para a direita e para a esquerda, até que nenhum acúmulo de produto seja sentido. Nessa fase, pode ser observada a formação de pequenos hematomas, e é importante diferenciá-los de acúmulos do produto para que sejam alcançados os resultados almejados. A massagem só deverá ser finalizada quando não for palpado acúmulo de produto. O paciente não deverá massagear os lábios em casa, uma vez que eles estarão sensíveis e doloridos, sendo a primeira massagem a mais importante para homogeneização do produto e a completa integração no vermelhão dos lábios.

TÉCNICAS DE FEIXES LINEARES HORIZONTAIS

As técnicas de feixes lineares horizontais devem ser aplicadas por profissionais experientes tanto em preenchimento labial como no manejo das complicações. Isso porque, nessas técnicas, será utilizada uma agulha paralela ao vaso; portanto, pequenos desvios de plano podem desencadear oclusão arterial, a qual que deverá ser identificada e prontamente manejada (veja o Capítulo 18).

Nas técnicas de feixes lineares, o preenchedor deve ser aplicado no corpo do vermelhão do lábio ou na transição entre a semimucosa e a pele (contorno labial), logo abaixo do rolo branco. Essas técnicas podem ser realizadas com agulha ou cânula; no entanto, como discutido anteriormente, o plano subcutâneo superficial é muito mais difícil de ser encontrado e mantido com o uso de cânulas; por esse motivo, neste capítulo discutiremos as técnicas de injeções horizontais lineares com agulha.

Materiais

- Luva estéril ou de procedimento
- Agulha 29 ou 30G
- Preenchedor de ácido hialurônico
- Anestésico com vasoconstritor
- Seringa 3mL
- Agulha 30G para injeção
- Agulha 27G para aspiração do anestésico
- Gaze
- Clorexidina alcoólica

É muito importante destacar que as injeções devem ser iniciadas na borda do vermelhão dos lábios, e não no rolo branco. Caso iniciadas no rolo branco, ainda que o injetor pare de forçar o êmbolo antes do final da injeção, o ácido hialurônico irá escorrer pelo trajeto deixado pela agulha ou cânula, levando à migração do produto para fora do vermelhão dos lábios e deixando a impressão de extravasamento do ácido hialurônico e a clássica aparência de "bico de pato", tão temida pelos pacientes.

Nessa técnica, é importante a utilização de ácido hialurônico fluido, com baixa elasticidade e baixa viscosidade, uma vez que o produto será aplicado no plano subcutâneo superficial e precisará ser massageado e moldado ao tecido.

Inicia-se o procedimento com a assepsia completa da face com clorexidina alcoólica 0,5%, a qual deve ser realizada porque, durante o procedimento, a mão e a luva podem tocar em áreas não previamente assépticas e promover a contaminação durante a aplicação.

Na sequência, o paciente é anestesiado (veja o Capítulo 12). A anestesia pode ser apenas troncular ou consistir na associação de troncular e tópica (dupla anestesia). Nesses casos, utilizamos creme ou pomada de lidocaína 23% com tetracaína 7% durante aproximadamente 15 a 30 minutos, por se tratar de produto tópico potente. Misturas de lidocaína de 5% a 7% com tetracaína de 5% a 7% ou de lidocaína 2,5% com prilocaína 2,5%, bem como o uso isolado de lidocaína em concentrações a partir de 4%, também são efetivas. É importante a retirada de todo o anestésico tópico antes da aplicação do preenchedor nos lábios.

Após a retirada da anestesia tópica e a realização da troncular, é importante verificar se o paciente não está sentindo dor, sendo aceitável o registro de uma dor até o grau 3 em uma escala de 10; a partir daí, a anestesia deve ser repetida. Na experiência da autora, a anestesia troncular intra ou extraoral é a mais efetiva e duradoura e, caso o paciente ainda apresente alguma dor apesar da anestesia, a associação de pontos de anestesia intraorais está indicada para bloqueio dos nervos alveolares e um resultado anestésico mais rápido e fugaz.

Antes do procedimento, é importante checar a localização da artéria labial. Sabe-se que em 78% a 80% dos casos a artéria labial estará localizada nos compartimentos profundos de gordura dos lábios. No entanto, ela pode ter seu trajeto modificado tanto em profundidade como em planos. Quando localizada superficialmente no tecido celular subcutâneo, a artéria costuma ser encontrada superficialmente na transição entre a semimucosa e a mucosa dos lábios. Portanto, a pesquisa de pulsações deve ser realizada na junção entre a semimucosa (mucosa seca) e a mucosa (mucosa molhada). Para isso, tanto o lábio superior como o inferior são evertidos, um de cada vez, e procede-se à procura visual de pulsações nessa área (veja o vídeo suplementar). Caso alguma área de pulsação mais superficial seja detectada, ela é demarcada, e o procedimento deve ser realizado com cautela nessa região, mantendo a distância mínima de 0,5 a 1cm do local e aspirando mais lentamente ao injetar na área.

Vídeo suplementar Pulsação da artéria labial próximo à transição semimucosa/mucosa no lábio inferior esquerdo.

CAPÍTULO 14 ▪ TÉCNICAS PARA MELHORAR O FORMATO LABIAL

A digitopalpação da artéria labial também deve ser realizada. O dedo indicador é colocado no interior da mucosa labial e o polegar por fora, fazendo uma leve compressão, muito leve mesmo, uma vez que uma compressão exagerada pode colabar a artéria e impedir que a pulsação seja sentida. Na maior parte dos casos, a pulsação da artéria labial será sentida pelo dedo indicador no interior da boca, ou seja, na porção logo acima da mucosa labial – compartimentos de gordura profundos dos lábios. Caso a artéria não seja sentida, ou se percebida de maneira muito leve, mais provavelmente estará localizada no compartimento intramuscular ou subcutâneo.

Com a localização da artéria em mente, as áreas de risco mapeadas e o paciente anestesiado, é chegado o momento de dar início ao procedimento.

Ao contrário das técnicas de feixes verticais, nas técnicas de feixes horizontais o paciente deve ser posicionado com a maca elevada em torno de 30 a 45 graus, pois o médico deve se posicionar ao lado da maca, de modo a melhorar a ergonomia para aplicação das técnicas.

Técnica do contorno labial

Muitos pacientes nos procuram com a queixa de falta de definição do contorno labial. A presença de um contorno labial bem definido está associada ao formato labial e sua ausência dá aos lábios características de pouca definição e envelhecimento. No entanto, contornos labiais hiperpreenchidos também podem ficar projetados anteriormente e proporcionar o temido aspecto de "bico de pato".

Portanto, é fundamental avaliar a necessidade de aprimoramento do contorno labial antes do procedimento, o qual só deve ser realizado em pacientes com pouca definição de contorno e evitado isoladamente em pacientes que já apresentam o contorno labial bem definido.

Nas técnicas de contorno labial, iniciamos o procedimento com agulha 29 ou 30G, a qual é a preferida, logo abaixo do rolo branco, no vermelhão dos lábios. A agulha deve ser inserida na porção lateral em direção ao arco do cupido, de maneira retrógrada (passo 1). Na sequência, deve ser tratado o arco do cupido. Muitas vezes, os passos 2 e 4 são desnecessários, uma vez que em alguns pacientes, após o preenchimento da região adjacente ao arco do cupido, o produto se espalha pelo contorno do vermelhão do lábio e já preenche essa região sem a necessidade de abordagem direta. Esse processo deve ser bem observado durante o preenchimento labial.

Após a abordagem do arco do cupido, procede-se ao preenchimento da porção lateral do contorno labial. É importante deixar uma área de aproximadamente 2 a 5mm, a depender do tamanho do lábio, sem a aplicação direta do produto na região próxima à comissura labial, pois o preenchimento do contorno dessa região pode pesar e levar à inversão dessa área. Caso seja necessário o preenchimento dessa área, deve ser preferido o procedimento no corpo do vermelhão do lábio.

Nos procedimentos realizados no lábio superior, o mesmo princípio é adotado tanto para os lábios masculinos como para os femininos. No entanto, o preenchimento do lábio inferior deve ser realizado de modo diferente em homens e mulheres.

Nas mulheres, o objetivo é criar um lábio inferior mais arredondado porque, como descrito no Capítulo 6, esse formato está associado à feminilidade. Para tanto, inicia-se a aplicação na região lateral média, com a agulha em direção à linha média, e aplica-se cerca de 0,03 a 0,05mL por meio de retroinjeção, seguindo o contorno dos lábios. A autora advoga a abordagem do lado contralateral logo na sequência, de modo a criar um desenho medial mais harmônico. Em seguida, as porções laterais são preenchidas com retroinjeções com a mesma quantidade de produto em dois ou três pontos (veja a Figura 76), mantendo-se uma distância de 5mm da comissura labial do último ponto de entrada da agulha.

Nos lábios masculinos, a técnica é levemente alterada, uma vez que o objetivo é estabelecer um formato mais trapezoide, mais frequentemente associado à masculinidade. Para tanto, inicia-se o procedimento com uma retroinjeção linear, retificada, na porção central do lábio. Na sequência, as porções laterais devem ser preenchidas, seguindo o contorno natural do lábio do paciente e mantendo uma distância de 5mm da comissura labial (veja a figura 77).

CAPÍTULO 14 ■ TÉCNICAS PARA MELHORAR O FORMATO LABIAL

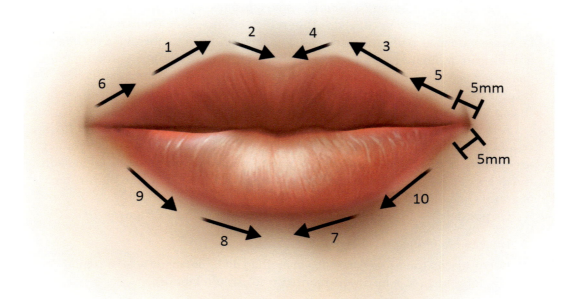

Figura 76 Etapas do preenchimento do contorno labial em plano subcutâneo superficial em lábios femininos.

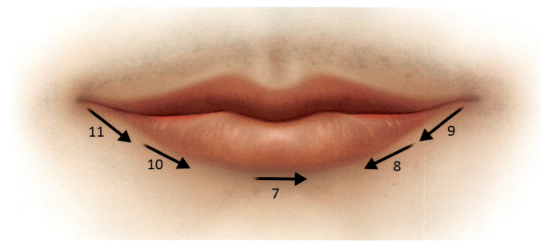

Figura 77 Preenchimento do contorno labial do lábio inferior masculino.

Técnica dos tubérculos labiais

A técnica dos tubérculos labiais, como o próprio nome diz, tem por objetivo reforçar o desenho natural dos tubérculos labiais, sem alterar a forma dos lábios, e valorizar o desenho de base do paciente. Essa técnica visa melhorar a definição, a simetria e a proporção dos lábios (para melhor entendimento dessa técnica, veja o Capítulo 4). O responsável por idealizar, popularizar e refinar essas técnicas foi o médico Steven Harris, com suas técnicas de *lip lifting* baseadas na valorização dos tubérculos labiais.

A técnica *lifting* labial não cirúrgico (LLNC ou NLL [*nonsurgical lip lift*]), criada por Harris, será descrita neste capítulo. Todos os passos devem ser executados com o uso de agulhas em plano subcutâneo superficial, e em cada um deles deve ser realizada a aplicação de 0,05 a 0,1mL de ácido hialurônico, até o total de 0,5 a 1mL.

Os passos devem ser conduzidos em sequência (veja as Figuras 78 e 79):

1. Injeção em *bolus* no tubérculo inferior direito.
2. Retroinjeção linear no corpo do vermelhão do lábio, ipsilateral à região em que foi realizado o aprimoramento do tubérculo labial.
3. Retroinjeção curvilínea no contorno labial superior direito, logo abaixo da borda do vermelhão dos lábios.
4. Retroinjeção linear na porção central do arco do cupido, seguindo o desenho do arco.
5. Injeção em *bolus* no tubérculo lateral superior direito.
6. O mesmo procedimento é realizado na região contralateral, inicialmente com um *bolus* no tubérculo inferior esquerdo.
7. Retroinjeção linear no corpo do vermelhão, à esquerda.
8. Retroinjeção curvilínea no contorno labial superior esquerdo, logo abaixo da borda do vermelhão dos lábios.
9. Retroinjeção linear na porção central do arco do cupido, seguindo o desenho do arco.
10. Injeção em *bolus* no tubérculo lateral superior esquerdo.

Os resultados dessa técnica valorizam o formato labial inato do paciente, além de melhorar a simetria e a hidratação.

CAPÍTULO 14 ■ TÉCNICAS PARA MELHORAR O FORMATO LABIAL 155

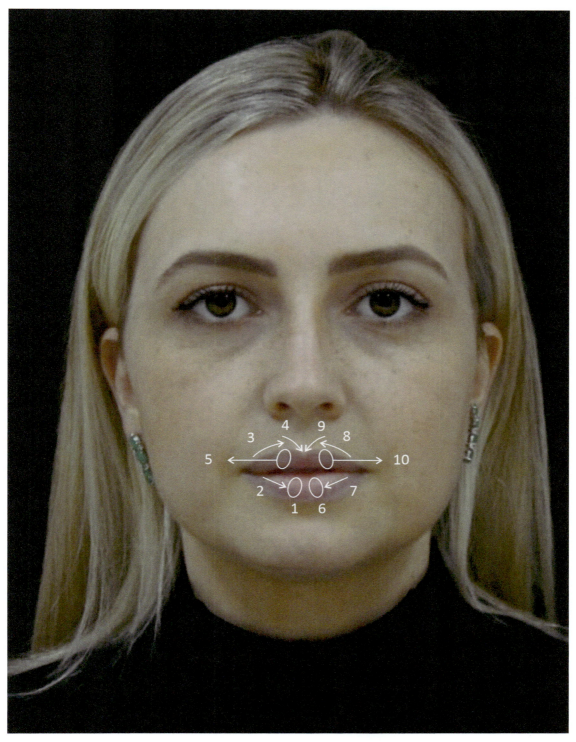

Figura 78 Passos para a realização da técnica dos tubérculos labiais – Visão anterior.

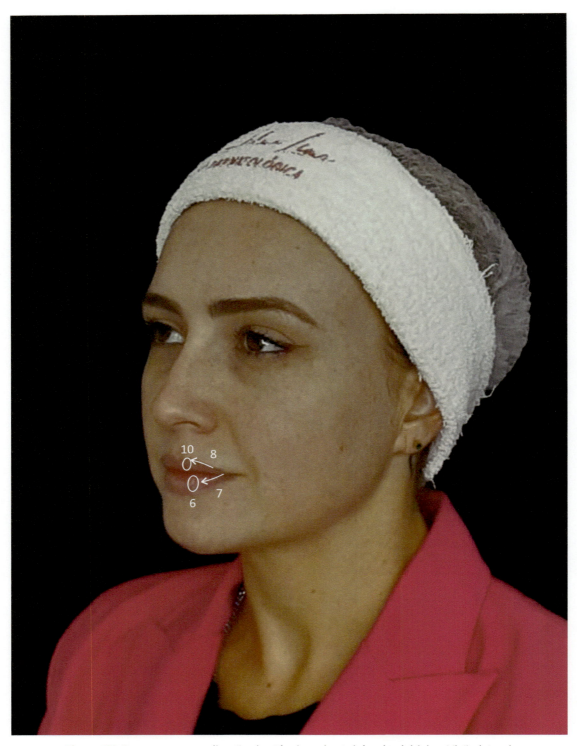

Figura 79 Passos para a realização das técnicas dos tubérculos labiais – Visão lateral.

Capítulo 15
Técnicas para Volume Labial

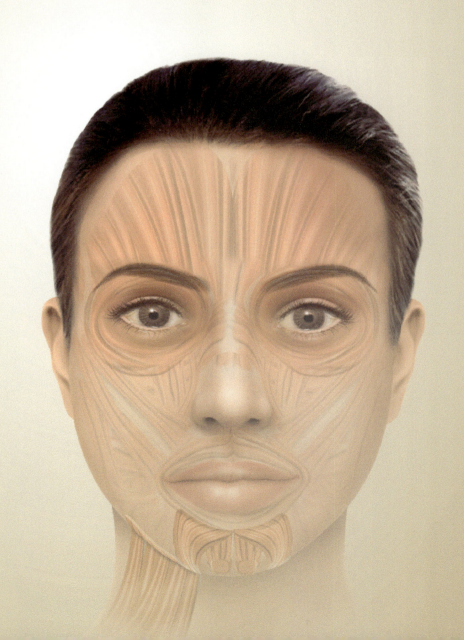

CAPÍTULO 15 ■ TÉCNICAS PARA VOLUME LABIAL

Algumas técnicas são executadas para melhorar o volume labial, tanto em um primeiro tratamento como no processo de aprimoramento do formato, contorno e simetria labial. No entanto, antes de qualquer iniciativa para melhorar o volume labial, uma máxima deve ser respeitada:

> FORMA > SIMETRIA > VOLUME

Para melhorar o volume labial, o local a ser tratado é a região intramuscular (veja o triângulo mostrado na Figura 80). Com a expansão do músculo ocorre um visível aumento volumétrico e, consequentemente, os lábios parecem mais cheios e volumosos. Em virtude de sua localização, em geral mais próxima à artéria labial, o instrumento escolhido para execução dessas técnicas será a cânula.

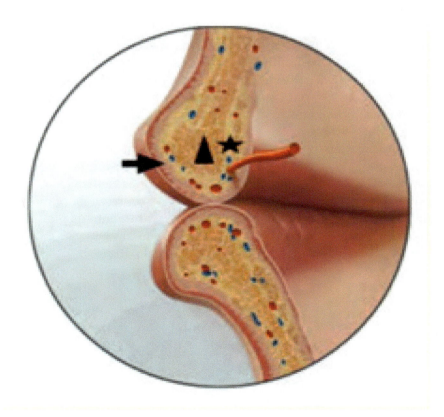

Figura 80 Plano adequado para preenchimentos labiais focados, prioritariamente, na reposição volumétrica (*triângulo*).

Antes de iniciarmos a descrição dessas técnicas, é muito importante destacar alguns aspectos:

1. Preenchimentos com cânula partindo da região lateral dos lábios (laterais à comissura labial) tendem a acarretar o alongamento dos lábios.

2. Preenchimentos com cânula partindo da região central dos lábios (arco do cupido) tendem a promover a centralização dos lábios.

3. A quantidade de produto a ser injetada em cada retroinjeção do preenchedor labial com cânula intramuscular deve ser pequena, e as injeções devem ser introduzidas em múltiplos níveis, desde o contorno labial até alguns milímetros próximos à transição semimucosa/mucosa, para evitar o acúmulo de produto em uma única região e o temido "bico de pato".

4. Quanto mais próximas ao plano subcutâneo superficial forem as retroinjeções, maior o aumento de volume e melhor o formato labial.

5. Quanto mais próximas ao plano subcutâneo profundo dos lábios forem as retroinjeções, menor o ganho de volume e maior a projeção anterior.

6. Convém evitar preenchimentos com cânula muito próximos à transição da semimucosa para a mucosa, pois, ao integrar-se ao tecido, o produto pode migrar e levar à formação de nódulos na mucosa.

A autora recomenda o uso de luvas estéreis nos procedimentos de preenchimento labial, especialmente quando são utilizadas as cânulas. Alguns artigos relatam que, invariavelmente, é possível tocar na cânula sem perceber e aumentar o risco de contaminação devido à área maior de contato. Caso perceba que tocou na cânula, independentemente do tipo de luva utilizada, troque a cânula.

Há grande questionamento a respeito do tamanho das cânulas para procedimentos nos lábios. Segundo nossa experiência, podem ser utilizadas as cânulas 25 e 22G. A 25G é a preferida para trabalhos realizados no plano intramuscular, em virtude das múltiplas injeções e da troca de plano e por ser mais delicada com os tecidos. No entanto, para tratamento no plano subcutâneo profundo, onde a artéria labial está localizada em quase 80% dos casos, recomenda-se o uso da cânula 22G (veja o Capítulo 10).

CAPÍTULO 15 ■ TÉCNICAS PARA VOLUME LABIAL   **161**

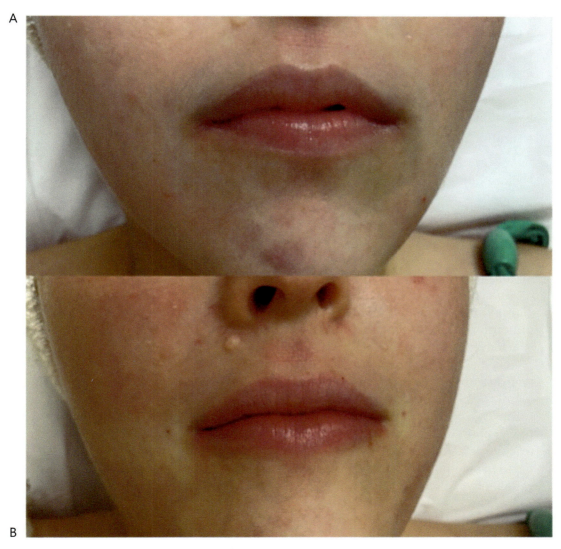

Figura 81 A e **B** Preenchimento com cânula a partir da região lateral dos lábios em plano intramuscular superficial. Note a sensação de alongamento lateral. A paciente se queixava de ter lábios aparentemente pequenos para o rosto.

TÉCNICAS DE FEIXES LINEARES HORIZONTAIS – COM CÂNULA

Materiais

- Luva estéril
- Cânula 25G
- Preenchedor de ácido hialurônico
- Anestésico com vasoconstritor
- Seringa 3mL
- Agulha 30G para injeção
- Agulha 27G para aspiração do anestésico
- Gaze
- Clorexidina alcoólica

Nessa técnica, é importante o uso de um ácido hialurônico fluido, com baixa elasticidade e de baixa ou média viscosidade, uma vez que o produto será aplicado no plano intramuscular, mais profundo do que o subcutâneo superficial, e deverá ser distribuído de maneira mais homogênea, sem a necessidade de massagem para homogeneização no final.

Inicia-se o procedimento com assepsia completa da face do paciente com clorexidina alcoólica 0,5%. A assepsia é necessária porque durante o procedimento a mão e a luva podem tocar em áreas não previamente assépticas e ocasionar a contaminação durante a aplicação.

Na sequência, o paciente é anestesiado (veja o Capítulo 12). A anestesia pode ser apenas local, troncular ou injetável e tópica associadas (dupla anestesia). Nesses casos, utilizamos creme ou pomada de lidocaína 23% com tetracaína 7% durante aproximadamente 15 a 30 minutos, por se tratar de produto tópico potente. Também se mostram efetivas as misturas de lidocaína de 5% a 7% com tetracaína de 5% a 7%, lidocaína 2,5% com prilocaína 2,5%, ou apenas o uso de lidocaína em concentrações a partir de 4%. É importante a retirada de todo o anestésico tópico antes da aplicação do preenchedor nos lábios.

Retirada a anestesia tópica, e uma vez realizada a anestesia injetável, é importante verificar se o paciente não está sentindo dor, sendo aceitável um grau de dor até 3 em uma escala de 10 – a partir daí, a anestesia deve ser repetida. Na experiência da autora, a anestesia troncular intra ou extraoral é a mais efetiva e duradoura e, caso o paciente ainda apresente algum grau de dor, a associação de pontos de anestesia intraorais está indicada para bloqueio dos nervos alveolares e para um efeito mais rápido e, também, mais fugaz.

Antes do procedimento, é importante checar a localização da artéria labial. Em 78% a 80% dos casos, a artéria labial estará localizada nos compartimentos profundos de gordura dos lábios. No entanto, seu trajeto pode se modificar tanto em profundidade como em planos. Quando localizada superficialmente no tecido celular subcutâneo, a artéria costuma ser encontrada superficialmente na transição entre a semimucosa e a mucosa dos lábios. Portanto, deve ser efetuada a pesquisa de pulsações na junção entre a semimucosa (mucosa seca) e a mucosa (mucosa molhada). Para isso, tanto o lábio superior como o inferior são evertidos, um de cada vez, e procede-se à inspeção visual de pulsações nessa área (veja a Figura 53 e o vídeo suplementar). Caso seja detectada alguma área de pulsação mais superficial, ela é marcada e o procedimento executado com cautela na região, mantendo a distância mínima de 0,5 a 1cm do local da artéria e aspirando mais lentamente ao injetar na área.

A digitopalpação da artéria labial também deve ser realizada. Com o dedo indicador no interior da mucosa labial e o polegar por fora, promove-se uma leve compressão, muito leve mesmo, pois uma compressão exagerada pode colabar a artéria e impedir que se sinta a pulsação. Na maior parte dos casos, a pulsação da artéria labial será sentida com o dedo indicador no interior da boca, ou seja, na porção logo acima da mucosa labial – compartimentos de gordura profundos dos lábios. Caso a artéria não seja sentida, ou seja percebida de maneira muito leve, o mais provável é que esteja localizada no compartimento intramuscular ou subcutâneo.

Com a localização da artéria em mente, as áreas de risco mapeadas e o paciente anestesiado, é chegado o momento de dar início ao procedimento.

O paciente deve estar semissentado e o injetor localizado na região lateral, à direita e à esquerda do paciente, para maior ergonomia do procedimento. O injetor irá realizar a injeção na região ipsilateral.

Vídeo suplementar Pulsação da artéria labial próximo à transição semimucosa/mucosa no lábio inferior esquerdo.

TÉCNICAS DE FEIXES LATEROMEDIAIS

Para esses conjunto de técnicas é executado um pertuito aproximadamente 2mm lateral à comissura labial. Vale destacar que a artéria labial se encontra a cerca de 5mm da comissura labial e, caso ela seja atingida, pode ocorrer sangramento importante; por isso, recomenda-se a injeção em um ponto localizado mais medial ou lateralmente.

O ponto de entrada não será anestesiado com anestesia troncular e, a critério do médico que vai realizar o procedimento, pode ser anestesiado localmente com pequena quantidade de anestésico com ou sem vasoconstritor.

Finalizado o pertuito de entrada, a cânula é inserida. Na região do modíolo há um ajuntamento de músculos (veja o Capítulo 2), e certa resistência é sentida nessa região. Após sua entrada no vermelhão dos lábios, a cânula deve ser direcionada para o plano intramuscular superficial. Em geral, ela estará naturalmente nesse plano, ao tentarmos direcioná-la para o plano subcutâneo superficial. Em caso de dúvida, é possível proceder à digitopalpação da cânula dentro dos lábios. Caso seja mais palpável próximo à semimucosa, ela estará no plano intramuscular superficial. Quando mais palpável próximo à mucosa labial, é possível que ela esteja localizada em plano subcutâneo ou intramuscular profundo.

A cânula deve progredir até a região do tubérculo medial, sem adentrá-lo. A partir daí, tem início uma série de retroinjeções lineares que podem parar na porção lateral da asa do nariz, caso o objetivo seja centralizar o volume labial (lábios em formato de coração e padrão), ou até cerca de 2mm da comissura labial, em caso de déficit de volume na região do compartimento lateral dos lábios ou quando o objetivo é alongá-los lateralmente (por exemplo, nos casos de lábios em coração em que se deseja o alongamento ou a perda de volume devido ao processo de envelhecimento).

É importante notar que o ácido hialurônico irá "escorrer" por todo o pertuito criado pela cânula, deixando volume em todo o trajeto, ainda que o volume seja maior na região na qual o produto foi injetado. Por isso, é fundamental não injetar o volume até o final, ou seja, até o pertuito de entrada, para evitar o depósito de volume nas regiões em que isso não seja desejado.

Devem ser aplicadas múltiplas retroinjeções, desde a região do contorno labial até, no mínimo, 2mm distante da junção da semimucosa com a mucosa. A quantidade de produto indicada para os lábios que não necessitem correção de assimetrias é de aproximadamente 0,25mL nos hemilábios superiores e inferiores, respectivamente, com múltiplas retroinjeções de cerca de 0,025mL, até que seja obtida a correção desejada.

Mesmo com o uso de cânulas, recomenda-se a aspiração antes da injeção do produto.

Para o tratamento dos lábios inferiores, procede-se da mesma maneira; nas mulheres, no entanto, progride-se com a cânula até a linha média, interpondo os dois lados; nos homens, é respeitada uma certa distância da linha média, como preconizado nos lábios superiores.

CAPÍTULO 15 ■ TÉCNICAS PARA VOLUME LABIAL

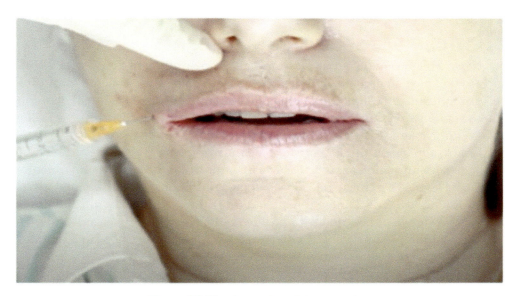

Figura 82 Cânula no plano intramuscular.

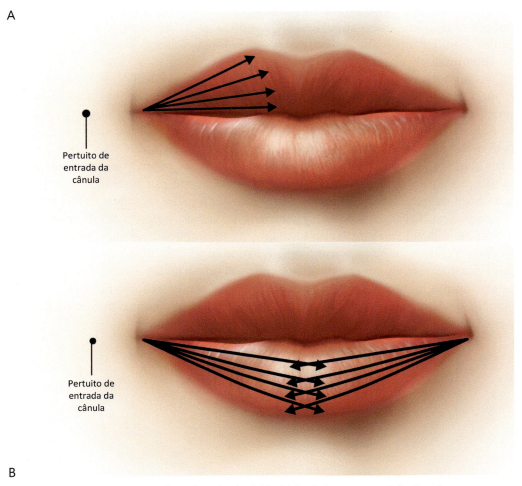

Figura 83 A e B Esquema de aplicação do ácido hialurônico em retroinjeções lineares com o uso de cânula.

TÉCNICAS DE FEIXES MEDIOLATERAIS

Nessas técnicas, um pertuito é confeccionado diretamente na região do rolo branco do ápice do arco do cupido para entrada da cânula. O ácido hialurônico será aplicado em plano intramuscular, a partir da região central do lábio, com a tendência de manter mais volume nessa região e centralizar os lábios após a aplicação.

Finalizado o pertuito de entrada, a cânula é inserida. Uma leve resistência pode ser sentida ao se atravessar com o instrumento o músculo orbicular da boca. Deve-se certificar da colocação da cânula no sentido do plano intramuscular superficial. Como a tendência natural da cânula é se aprofundar, é necessária sua visualização no plano adequado. Além disso, a cânula deve ser mantida a uma distância segura da transição da semimucosa para a mucosa, de modo a evitar nódulo aparente nessa região.

O produto deve ser aplicado nas proximidades da região medial do tubérculo lateral ipsilateral ao local de entrada (a distância irá depender da dimensão vertical do lábio), entre a transição cutânea/semimucosa e a semimucosa/mucosa. Em caso de dúvida, é possível realizar a digitopalpação da cânula dentro dos lábios. Caso seja mais palpável próximo à semimucosa, ela estará em plano intramuscular superficial. Quando mais palpável próximo à mucosa labial, é maior a possibilidade de que esteja localizada em plano subcutâneo ou intramuscular profundo.

Essas técnicas têm sido realizadas tanto por meio de *bolus* como de retroinjeção. Para tanto, aplica-se um *bolus* de aproximadamente 0,1mL nessa porção central. Em seguida, a cânula deve ser levemente afastada do primeiro *bolus* e inclinada 30 graus para aplicação de um *bolus* lateral ao primeiro com a metade do produto (0,05mL). Realiza-se novamente o afastamento da cânula e, sem retirá-la pelo pertuito, ela é inclinada outra vez, aproximadamente a 60 graus do pertuito inicial, sendo aplicado um terceiro *bolus* com a metade da quantidade anterior e um quarto do primeiro *bolus* (0,025mL).

Após a aplicação dos *bolus*, a cânula deve ser novamente afastada e progredir até a região do compartimento lateral, preenchendo esse compartimento com retroinjeções até o compartimento medial dos lábios. É importante lembrar que volume menor deve ser aplicado no corpo do vermelhão do lábio lateralmente, para evitar o excesso de volume e a migração do produto nessa região, sendo a maior parte do volume depositada nos compartimentos médio e medial dos lábios.

CAPÍTULO 15 ■ TÉCNICAS PARA VOLUME LABIAL 167

Para o tratamento do lábio inferior, o pertuito de entrada pode ser realizado na região do tubérculo lateral ou na região medial dos lábios. Em mulheres, ainda que o pertuito seja lateral, o primeiro *bolus* deve ser sempre aplicado na região medial do lábio inferior, para manter um volume maior nessa área.

O procedimento inicia com a aplicação de um *bolus* de 0,1mL na porção central do lábio inferior. Na sequência, inclina-se a cânula a 45 graus para aplicação no tubérculo lateral ipsilateral de um *bolus* com a metade da quantidade usada no compartimento medial (em torno de 0,05mL) e a 90 graus para aplicação do *bolus* restante, com metade da quantidade do anterior (0,025mL).

Em seguida, a cânula deve progredir no sentido do compartimento lateral dos lábios, e retroinjeções devem ser realizadas do sentido lateral para medial, evitando excesso de volume nos compartimentos laterais.

Lábios de pacientes masculinos

Nos lábios masculinos, a técnica deve ser modificada, e a aplicação dos *bolus*, apesar de mantida como nos lábios superiores, deve diferir um pouco nos lábios inferiores.

Nesses pacientes, o lábio inferior costuma apresentar formato mais trapezoide e, portanto, *bolus* maior deve ser aplicado na região do tubérculo lateral do lábio inferior com *bolus* menores nas regiões medial e lateral. A não ser por essas alterações, o procedimento permanece igual.

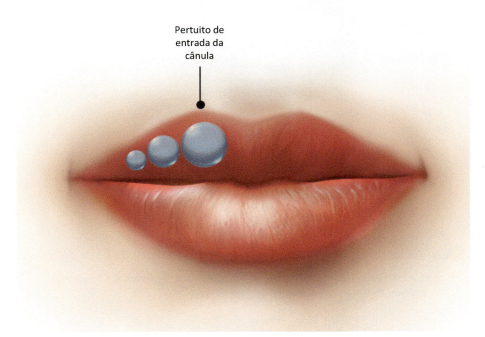

Figura 84 Pertuito de entrada da cânula na técnica de feixes mediolaterais com descrição dos *bolus* a serem realizados e respectivas quantidades.

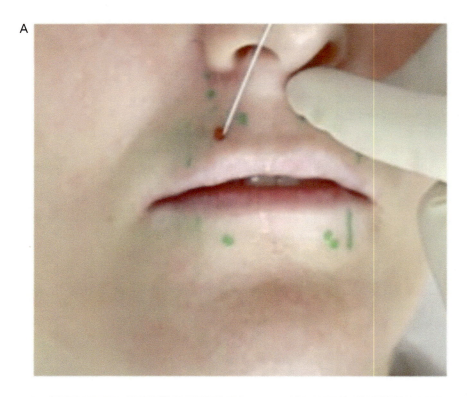

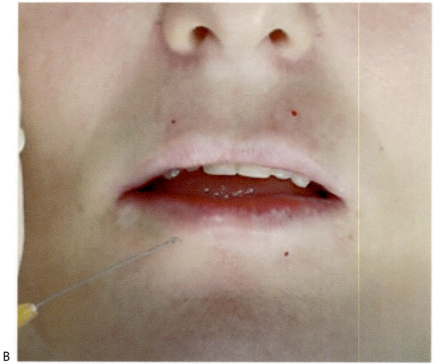

Figura 85 A Cânula no compartimento intramuscular superior. **B** Cânula no compartimento intramuscular inferior.

CAPÍTULO 15 ■ TÉCNICAS PARA VOLUME LABIAL

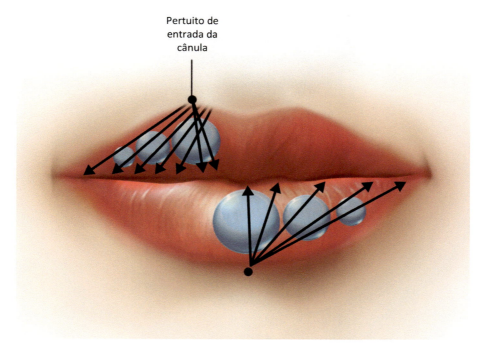

Figura 86 Esquema final de aplicação do ácido hialurônico na técnica de feixes mediolaterais em *bolus* e retroinjeções.

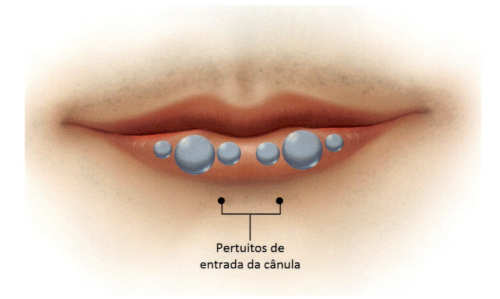

Figura 87 Diferença entre a aplicação dos *bolus* e o pertuito de entrada na técnica de feixes mediolaterais em lábios masculinos.

Capítulo 16
Técnicas para Eversão e Projeção Labial

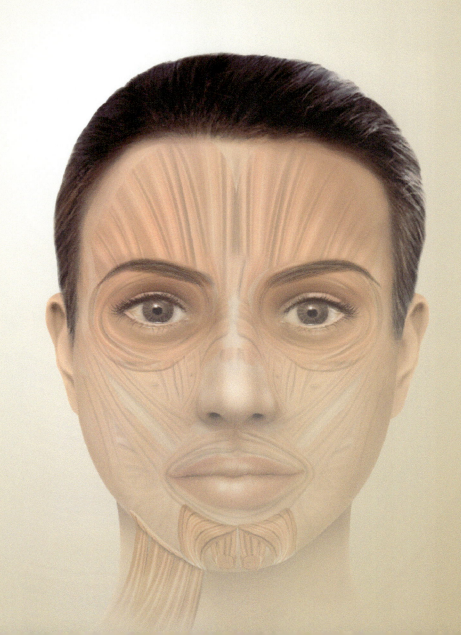

CAPÍTULO 16 ■ TÉCNICAS PARA EVERSÃO E PROJEÇÃO LABIAL

Alguns pacientes apresentam deficiência de tubérculos laterais superiores, o que leva à protrusão do tubérculo medial. Esses pacientes, quando observados de perfil, deixam a impressão de terem lábios achatados e invertidos, e não cheios e volumosos. Nesses casos, é possível avolumar essa região e everter os lábios.

No entanto, alguns pacientes procuram o consultório com a queixa de falta de projeção labial. Segundo eles, seus lábios estão murchos, sem vitalidade, ou eles chegam a desejar um arco do cupido mais elevado e projetado. As técnicas de projeção labial anterior podem ser realizadas nesses pacientes. No entanto, é muito importante salientar que, devido ao local de aplicação do produto, essas técnicas vão promover a projeção do lábio anteriormente. Cabe ainda analisar se o paciente apresenta escassez de volume no tecido perilabial, uma vez que essa característica será evidenciada. Além disso, alguns pacientes podem queixar-se da maneira como seus lábios se apresentam em perfil, devendo ser individualizada a aplicação dessas técnicas e analisada sua necessidade real.

As técnicas para eversão e projeção labial têm como característica comum o local de aplicação do ácido hialurônico no plano subcutâneo profundo, região onde, na maioria das vezes, a artéria labial está situada. Por esse motivo, preconiza-se o uso de cânula 22G nessa área.

Por que a eversão e a projeção labial são primariamente obtidas nesse plano? Porque os dentes representam os ossos dos lábios. Portanto, a aplicação de produto diretamente nessa região irá projetar os lábios anteriormente e para cima.

> OS DENTES SÃO OS OSSOS DOS LÁBIOS

Quando o objetivo é a eversão labial, o produto costuma ser aplicado em uma área limitada, caso seja necessário projetar apenas uma área anteriormente (em geral, os tubérculos laterais do lábio superior). Caso todo o lábio seja pouco projetado, ele deve ser tratado em toda sua extensão.

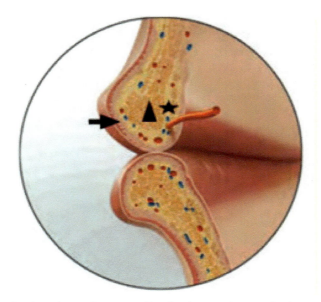

Figura 88 Plano subcutâneo profundo: adequado para aplicação dos produtos voltados para eversão e projeção anterior dos lábios (estrela). Note que este é o plano em que a artéria labial está presente na maioria dos pacientes.

TÉCNICAS PARA EVERSÃO E PROJEÇÃO LABIAL
Materiais

- Luva estéril
- Cânula 22G
- Preenchedor de ácido hialurônico
- Anestésico com vasoconstritor
- Seringa 3mL
- Agulha 30G para injeção
- Agulha 27G para aspiração do anestésico
- Gaze
- Clorexidina alcoólica

Nessas técnicas, é importante a utilização de um ácido hialurônico pouco menos fluido, mas que não chegue a ser um produto de projeção óssea. O ideal é buscar um produto com média ou alta elasticidade e de média viscosidade. Entre os produtos que podem ser usados nessa região estão o Belotero Intense®, o Belotero Volume®, o Restylane Defyne®, o Juvederm Volift® e o Juvederm Voluma®. Esses produtos deverão ser aplicados no plano subcutâneo profundo e entrarão diretamente em contato com os dentes, promovendo a projeção anterior da(s) área(s) tratada(s).

O procedimento é iniciado com assepsia completa da face do paciente com clorexidina alcoólica 0,5%, uma vez que durante o procedimento a mão e a luva do injetor podem entrar em contato direto com áreas não previamente assépticas e acarretar contaminação.

Na sequência, o paciente é anestesiado (veja o Capítulo 12). A anestesia pode ser apenas troncular ou troncular e tópica associadas (dupla anestesia). Nesses casos, utilizamos creme ou pomada de lidocaína 23% com tetracaína 7% durante aproximadamente 15 a 30 minutos, por se tratar de produto tópico potente. Além disso, são efetivas misturas de lidocaína de 5% a 7% com tetracaína de 5% a 7%, lidocaína 2,5% com prilocaína 2,5% ou apenas lidocaína em concentrações a partir de 4%. É importante a retirada de todo o anestésico tópico antes da aplicação do preenchedor nos lábios.

Retirada a anestesia tópica e realizada a troncular, cabe averiguar se o paciente não está sentindo dor, sendo aceitável um grau de dor até 3 em uma escala de 10; a partir daí, a anestesia deve ser repetida. Segundo a experiência da autora, a anestesia troncular intra ou extraoral é a mais efetiva e duradoura e, quando o paciente ainda assim apresenta algum grau de dor, está indicada a associação de pontos de anestesia intraorais para bloqueio dos nervos alveolares e para um efeito mais rápido e fugaz.

Antes do procedimento, é imprescindível checar a localização da artéria labial. Em 78% a 80% dos casos, a artéria labial costuma estar localizada nos compartimentos profundos de gordura dos lábios. No entanto, a artéria pode modificar seu trajeto tanto em profundidade como em planos. Quando localizada superficialmente no tecido subcutâneo, a artéria se encontra superficialmente na transição entre a semimucosa e a mucosa dos lábios. Portanto, a pesquisa das pulsações deve ser realizada na junção entre a semimucosa (mucosa seca) e a mucosa (mucosa molhada). Para isso, tanto o lábio superior como o inferior são evertidos, um de cada vez, e procede-se à busca visual de pulsações nessa área.

Além disso, deve ser realizada a digitopalpação da artéria labial. Com o dedo indicador no interior da mucosa labial e o polegar por fora, faz-se uma leve compressão, muito leve mesmo, pois uma compressão exagerada pode colabar a artéria e impedir a palpação de sua pulsação. Na maior parte dos casos, a pulsação da artéria labial será sentida pelo dedo indicador no interior da boca, ou seja, na porção logo acima da mucosa labial – compartimentos de gordura profundos dos lábios. Caso a artéria não seja sentida, ou quando sentida de maneira muito leve, mais provavelmente estará localizada no compartimento intramuscular ou subcutâneo. Uma vez encontrada a artéria, um cuidado adicional deve ser tomado com o uso de cânulas mais robustas, retroinjeções lentas e em pequenas quantidades, para garantir um procedimento seguro nessa região. Recomenda-se, ainda, solicitar fotografias do paciente 2 e 24 horas após o procedimento, de modo a comprovar a segurança do tratamento nessa região.

Com a localização da artéria em mente, as áreas de risco mapeadas e o paciente anestesiado, pode ser iniciado o procedimento.

A posição do paciente irá variar de acordo com a região a ser tratada. No caso de áreas de eversão localizadas, o paciente deve estar completamente deitado com o injetor posicionado no topo da cabeça para melhor visualização da área a ser tratada. Para projeção labial em toda sua extensão, o paciente deve permanecer semissentado com o injetor posicionado a seu lado, à direita e à esquerda, para maior ergonomia do procedimento. O injetor deverá aplicar a injeção sempre na região ipsilateral.

TÉCNICA PARA EVERSÃO LABIAL LOCALIZADA

Em geral, as técnicas de eversão labial são realizadas em pacientes com lábios em formato de "M" e com pouca projeção de volume nos tubérculos laterais superiores, tornando o tubérculo medial muito aparente e o contorno labial projetado anteriormente.

Para execução dessa técnica, um pertuito de entrada é criado no lábio cutâneo com o objetivo de atingir o plano indicado com mais facilidade. Concluído o pertuito de entrada, procede-se à introdução da cânula em direção ao tubérculo lateral do lábio superior, logo abaixo do arco do cupido. Nessa técnica, o produto deverá ser depositado em *bolus* no plano subcutâneo profundo. A cânula deve estar em plano subcutâneo profundo, à meia distância da borda do vermelhão do lábio e da transição semimucosa/mucosa. Um *bolus* de 0,05 a 0,1mL deve ser aplicado nessa região.

Após o primeiro *bolus*, a cânula deve ser retirada e avaliada a necessidade de *bolus* adicionais. Caso sejam necessários, a cânula pode ser introduzida novamente pelo mesmo pertuito e realizada a complementação do volume. Além disso, se for preciso, a cânula pode ser lateralizada em torno de 30 graus e novos *bolus*, menores que os anteriores, podem ser aplicados, sempre no mesmo plano, para correção completa da área indicada.

Após a aplicação, os lábios devem ser tratados por meio de cânulas para formato ou volume, de acordo com a necessidade, utilizando produtos mais adequados para esses compartimentos.

CAPÍTULO 16 ■ TÉCNICAS PARA EVERSÃO E PROJEÇÃO LABIAL 177

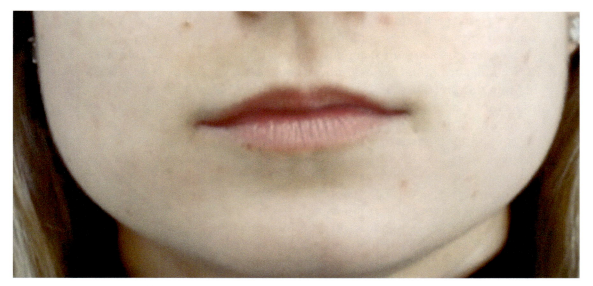

Figura 89 Paciente com lábios em "M". Note a hipoplasia de volume nos tubérculos labiais superiores laterais, ocasionando ptose e projeção anterior exacerbada do contorno labial anteriormente.

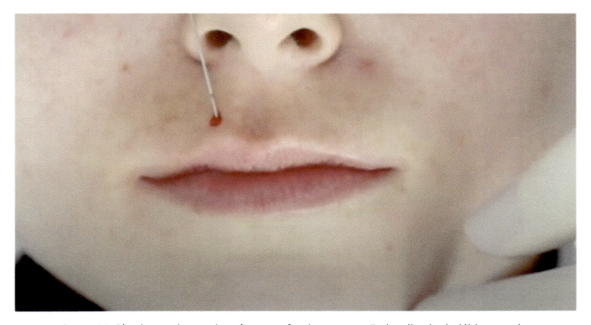

Figura 90 Cânula no plano subcutâneo profundo para versão localizada do lábio superior.

TÉCNICA PARA PROJEÇÃO LABIAL

Para a projeção labial, utiliza-se a técnica de feixes horizontais, porém com o produto aplicado em plano subcutâneo profundo.

Nessa técnica, é confeccionado um pertuito aproximadamente 2mm lateral à comissura labial. Vale lembrar que a artéria labial se encontra a cerca de 5mm da comissura labial e, caso seja atingida, pode haver sangramento importante, sendo recomendado um ponto de injeção mais medial ou lateralmente.

No ponto de entrada, não será necessária a anestesia troncular, sendo possível, a critério médico, anestesiar localmente com pequena quantidade de anestésico com ou sem vasoconstritor.

Finalizado o pertuito de entrada, a cânula é inserida. Na região do modíolo há um ajuntamento de músculos (veja o Capítulo 2), e certa resistência pode ser observada nessa região. Após sua introdução no vermelhão dos lábios, a cânula deve ser direcionada para o plano subcutâneo profundo. Em caso de dúvida se a cânula está situada no plano adequado, ela pode ser palpada mais próximo à mucosa labial do que à semimucosa labial. É importante, ainda, que a cânula não esteja muito próxima da mucosa, mas que exista um pouco de tecido subcutâneo entre o trajeto da cânula e a mucosa labial, para evitar a formação de nódulos visíveis.

A cânula deve progredir até a região medial dos lábios, podendo inclusive adentrar a região do tubérculo medial dos lábios (a não ser em caso de uma projeção adequada nessa região). A partir daí, tem início uma série de retroinjeções lineares em todo o corpo do vermelhão do lábio, sempre com o cuidado de realizar aspiração e injetar de maneira retrógrada e em pequenas quantidades, para evitar acidentes vasculares. As injeções devem incluir todo o corpo dos lábios até cerca de 2mm da comissura labial.

Vale destacar que o ácido hialurônico irá "escorrer" por todo o pertuito criado pela cânula, deixando volume por todo o trajeto, ainda que o maior vá se localizar na região em que o produto foi injetado. Por isso, é fundamental não injetar o volume até o final, ou seja, até o pertuito de entrada, para evitar sua deposição em regiões que não sejam o alvo do procedimento.

Essa técnica promove leve aumento de volume na região, mas, principalmente, projeção anterior e superior do lábio, conforme o desejo ou a necessidade de alguns pacientes.

Para o tratamento do lábio inferior, procede-se do mesmo modo, introduzindo a cânula até a região medial dos lábios, para garantir que toda a extensão do corpo do vermelhão dos lábios seja tratada de maneira homogênea.

CAPÍTULO 16 ■ TÉCNICAS PARA EVERSÃO E PROJEÇÃO LABIAL   179

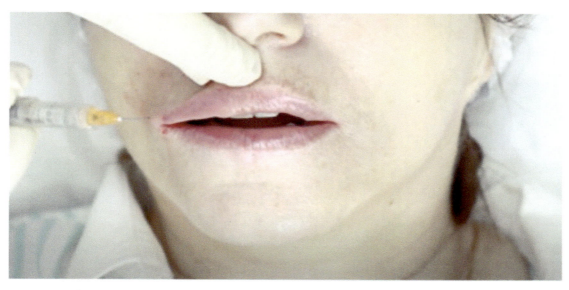

Figura 91 Cânula no plano subcutâneo profundo, próximo à transição entre a semimucosa e a mucosa.

A

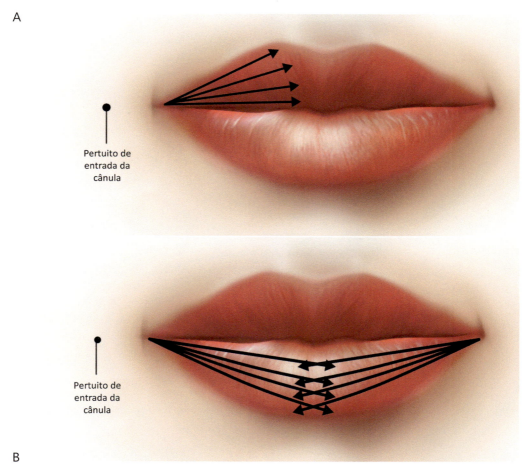

B

Figura 92 A e B Ilustrações esquemáticas do tratamento do lábio inferior para projeção labial no plano subcutâneo profundo.

Capítulo 17
Orientações após Preenchimento Labial

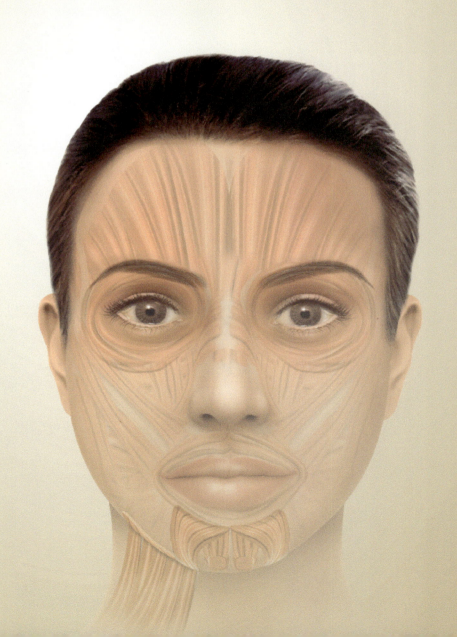

Concluído o procedimento de preenchimento labial, é indispensável que o paciente receba as orientações adequadas e o número de contato de um membro da equipe para identificação e manejo de eventuais intercorrências. Em geral, algumas recomendações por escrito são importantes para que o paciente possa consultá-las em caso de dúvida.

Neste capítulo são apresentadas as orientações mais importantes fornecidas em nossa clínica:

- Em caso de preenchimento labial, não massagear a área tratada, evitar atividade física por 48 horas e utilizar compressa no local apenas após a eliminação completa da anestesia.
- Evitar o uso de brilho labial ou batom por 72 horas (nós fornecemos amostras de produtos que devem ser utilizados nesse período).
- Evitar beijar e manter relações sexuais que envolvam os lábios por 72 horas.
- Os lábios podem apresentar áreas roxas, assimetrias e edemas (inchaços); em geral, eles demoram em torno de 7 dias para desinchar (a Figura 93 mostra como esse processo se manifesta na maioria dos casos).
- Solicitamos aos pacientes que nos enviem fotografias tiradas 24 horas após o procedimento.
- Em caso de dúvida sobre o procedimento, os pacientes devem entrar em contato por telefone.

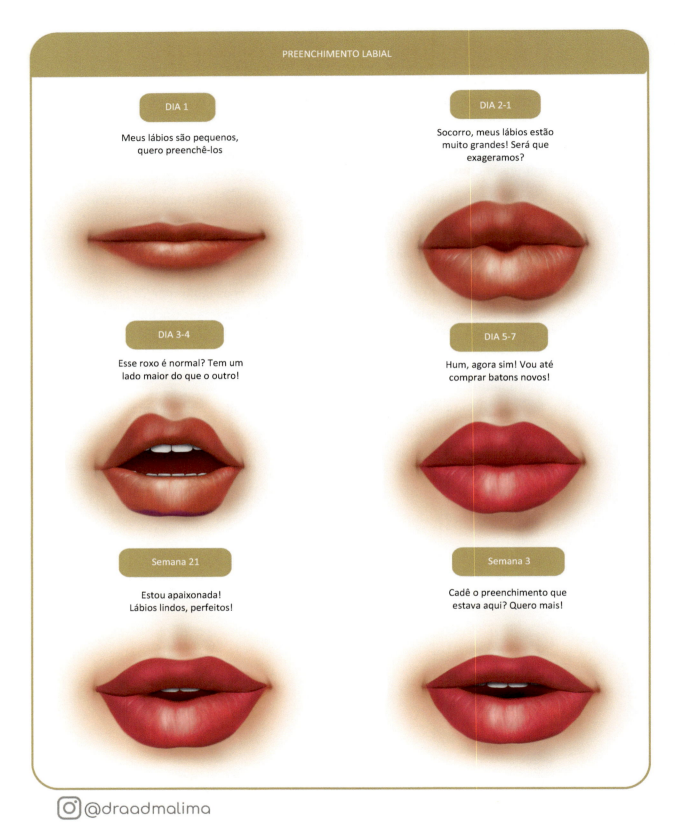

Figura 93 Evolução normal nos primeiros dias após preenchimento labial.

Capítulo 18
Complicações do Preenchimento Labial: Identificação, Manejo e Tratamento

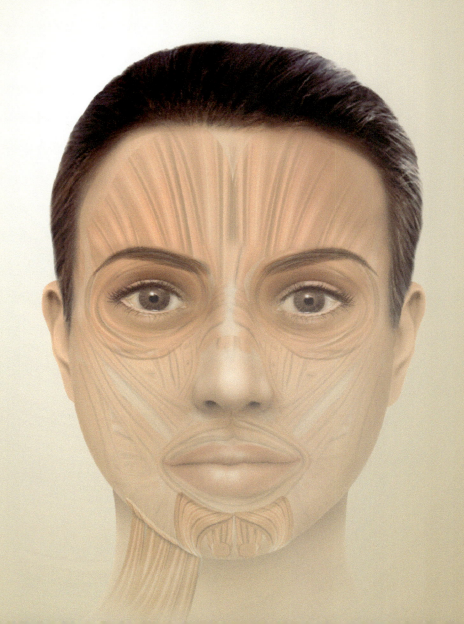

CAPÍTULO 18 ▪ COMPLICAÇÕES DO PREENCHIMENTO LABIAL: IDENTIFICAÇÃO, MANEJO E TRATAMENTO

A qualquer momento, todos os profissionais que trabalham com preenchedores poderão precisar, invariavelmente, lidar com algum tipo de complicação e/ou intercorrência. Por isso, antes de iniciarmos qualquer procedimento, devemos estar preparados para lidar com as complicações que ele pode ocasionar, ou seja, identificá-las, manejá-las e resolvê-las.

O paciente que nos procura em razão de uma queixa estética deve, em primeiro lugar, ter sua saúde restaurada e mantida. Por esse motivo, a preocupação com a segurança, além do foco nos resultados, é primordial nesse processo. Ao longo da leitura deste livro, ficou evidenciado o cuidado com os pequenos detalhes, além do objetivo de sempre aprimorar os resultados, tornando os procedimentos muito mais seguros.

As complicações associadas ao preenchimento labial serão classificadas em dois tipos:

- Complicações não vasculares
- Complicações vasculares

COMPLICAÇÕES NÃO VASCULARES

Diversas complicações não vasculares são inerentes aos procedimentos estéticos. Algumas apresentam maior gravidade, enquanto outras representam o processo normal de evolução do preenchimento labial.

Herpes labial

Qualquer trauma ocorrido na região dos lábios pode desencadear a reativação do herpes labial, que normalmente se manifesta por pouco tempo (em torno de 7 dias) após a aplicação do preenchedor. O Quadro 2 lista as medidas adotadas para tratamento dessa condição.

As lesões costumam cicatrizar sem prejuízo para os resultados do procedimento.

Para os pacientes com história de herpes labial recorrente, podem ser iniciados 400mg de aciclovir a cada 8 horas no dia do procedimento, sendo mantidos por 3 dias.

Quadro 2 Orientações para tratamento do herpes labial

Aciclovir	400mg VO a cada 8 horas por 5 dias
Valaciclovir	500mg a cada 12 horas por 3 a 5 dias
Valaciclovir	2g a cada 12 horas por 1 dia
Famciclovir	250mg, um comprimido a cada 8 horas por 7 dias

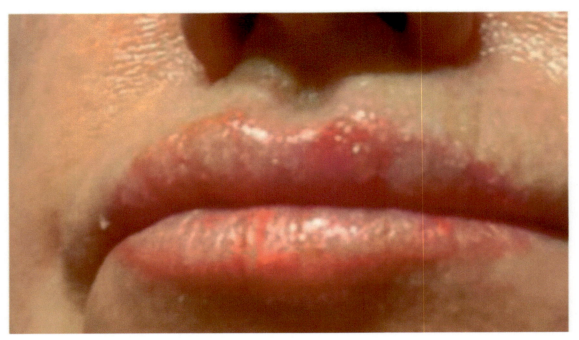

Figura 94 Herpes labial.

Edema, prurido discreto e dor leve

Edema, prurido discreto e dor leve são considerados intercorrências normais após o preenchimento labial e não exigem intervenções adicionais.

Sensação de ressecamento

Alguns pacientes podem queixar-se de uma sensação de lábios ressecados nos primeiros dias após o preenchimento labial, o que pode ser resultado do uso de clorexidina para assepsia local ou do trauma e do atrito resultantes da massagem.

Recomenda-se o aumento da hidratação labial, e o paciente deve ser reassegurado de que esse efeito indesejado se resolverá em aguns dias sem a necessidade de tratamentos adicionais.

Irregularidades

A presença de irregularidades pode ser notada pelos pacientes após o preenchimento labial, em especial nos primeiros dias pós o procedimento. Com o uso de técnicas corretas e a quantidade adequada de produto, essas irregularidades só costumam ser percebidas quando o paciente estica propositalmente os lábios. As irregularidades tendem a assentar com o passar dos dias, e o paciente deve ser tranquilizado de que isso faz parte normal do processo natural de cicatrização.

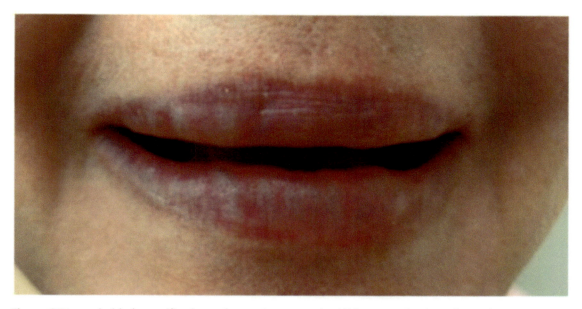

Figura 95 Irregularidades verificadas após o esticamento dos lábios nos primeiros dias após o preenchimento labial. O surgimento dessas traves pode ser prevenido ou amenizado com o massageamento correta da área após o procedimento. Quando são poucas e não visíveis em repouso, elas tendem a ser integradas ao longo dos dias.

Edema tardio intermitente e persistente (ETIP)

O ETIP é uma reação adversa tardia ao uso de preenchedores à base de ácido hialurônico em que as áreas tratadas se tornam eritematosas, edemaciadas e levemente doloridas. Os principais fatores desencadeante são as infecções que, em geral, estão localizadas à distância. Além das infecções, vacinas também funcionam como fatores desencadeantes.

O ETIP pode ocorrer anos após o preenchimento labial, e o fato de já ter se passado mais de 1 ano desde a última aplicação não exclui a possibilidade de seu diagnóstico.

O tratamento consiste em:

- **Observação:** alguns casos se resolvem sozinhos e não há nenhuma sequela relacionada com sua ocorrência.
- **Anti-histamínico:** fexofenadina, 180mg/dia VO.
- **Corticosteroide oral:** prednisona, 40mg/dia VO, por 5 a 7 dias.

Caso o ETIP seja persistente e não responda às medidas adequadas, pode ser tentado o uso de captopril, o qual se mostra eficaz, especialmente, nos casos de ETIP após Covid-19, ou, ainda, a retirada do produto à base de hialuronidase. O quadro costuma ser autolimitado e se resolver sem sequelas.

Nódulos

Para fins didáticos, os nódulos que ocorrem após o preenchimento labial podem ser classificados em dois tipos:

- Nódulos frios por acúmulo de produto.
- Nódulos quentes.

Nódulos frios por acúmulo de produto

Em geral, esses nódulos são formados por acúmulo de produto nos lábios, podendo surgir após o uso de cânula ou agulha, e estão entre os principais motivos para a indicação do uso de 1 a 2mL, no máximo, por procedimento de preenchimento labial (caso sejam utilizados 2mL, devem ser idealmente aplicados em compartimentos diferentes).

Os nódulos não apresentam eritema, calor ou rubor e surgem como elevações e irregularidades mais grosseiras na superfície dos lábios, tanto na semimucosa como na mucosa labial, distorcendo sua forma.

Nódulos pequenos, como o mostrado na Figura 96, podem ser manejados por meio de puntura com agulha, seguida por expressão manual. No caso apresentado, o produto ficou localizado muito superficialmente e sua expressão foi capaz de resolver o problema. Hialuronidase tópica pode ser utilizada em casos de nodulações muito superficiais, o que pode ser suficiente nesses casos.

Caso o acúmulo de produto seja mais extenso ou profundo, é preconizado o uso de hialuronidase injetável. Para correções apenas do excesso do produto, sem complicações vasculares associadas, o uso de 4 a 20UI de hialuronidase para cada 0,1mL de produto parece ser suficiente para correção das irregularidades.

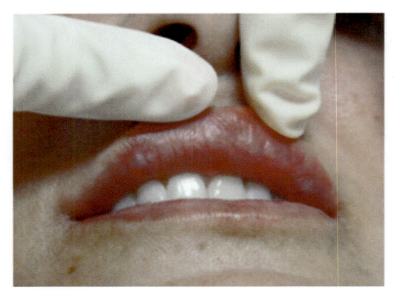

Figura 96 Nódulos frios por acúmulo de produto após o preenchimento labial. Note a localização e a quantidade do produto. Este tipo de nódulo costuma ser visível e precisa ser tratado.

Nódulos quentes

Os nódulos quentes, também denominados inflamatórios, se caracterizam por rubor, calor ou tumor associados. De acordo com o tempo de surgimento após o preenchimento labial, esses nódulos podem ser subdivididos em dois tipos:

1. Nódulos recentes (menos de 2 semanas após o procedimento).
2. Nódulos tardios.

Nódulos recentes

Classificados como abscessos, sua ocorrência é relativamente rara, quando tomados os devidos cuidados com as técnicas assépticas adequadas.

Esses nódulos devem ser tratados como um abscesso cutâneo, por meio de drenagem e antibioticoterapia via oral.

Por seu perfil de segurança e eficácia em pacientes e nos ambientes com *Staphylococcus aureus* resistente à meticilina, as cefalosporinas são consideradas o medicamento de escolha:

■ Cefadroxil, 500mg a cada 12 horas por 7 dias.

Nódulos tardios

Os nódulos considerados tardios surgem algum tempo após o preenchimento labial (mais de 2 semanas) e sua etiologia se deve, principalmente, à presença de biofilme ou infecção por micobactérias.

O tratamento consiste em drenagem e antibioticoterapia adequada, de preferência guiada por cultura bacteriana, e costuma ser prolongado.

É muito importante ressaltar que, em caso de infecção ativa, a hialuronidase não deve ser a primeira escolha; pelo contrário, antes de ser usada, a infecção deve ser tratada com antibióticos e realizada a drenagem local (veja o Quadro 3).

Quadro 3 Antibióticos para biofilme

Claritromicina	500mg, duas vezes ao dia por duas semanas
Ciprofloxacino	500mg, duas vezes ao dia por 2 a 4 semanas
Minociclina	100mg/dia por 6 meses

COMPLICAÇÕES VASCULARES
Hematomas ou equimoses

Os termos hematoma e equimose muitas vezes são utilizados como sinônimos, apesar de existirem algumas diferenças. O hematoma consiste no acúmulo de sangue no interstício dos tecidos, normalmente provocado por lesão da parede vascular. Pode assumir a mesma expressão clínica da equimose, mas este último termo costuma ser empregado para designar casos de grandes coleções com abaulamento local.

A ocorrência de hematomas é natural e esperada nos procedimentos realizados para preenchimento labial. Os hematomas muito grandes ou em evolução devem ser monitorados de modo a garantir que não se trata de uma oclusão arterial.

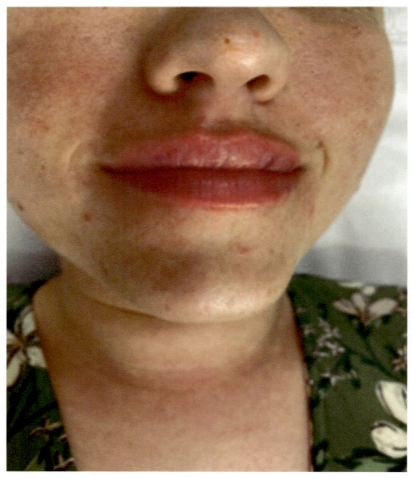

Figura 97 Pequenos hematomas após preenchimento labial com cânula em plano subcutâneo superficial, logo após o procedimento. A paciente recebeu orientações e os hematomas desapareceram em 7 dias.

CAPÍTULO 18 ■ COMPLICAÇÕES DO PREENCHIMENTO LABIAL: IDENTIFICAÇÃO, MANEJO E TRATAMENTO 193

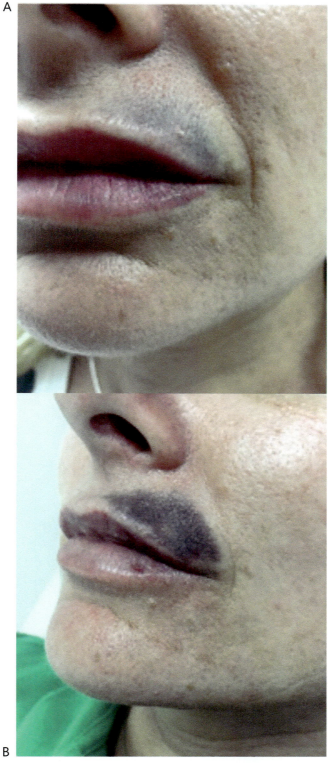

Figura 98 A e **B** Equimose labial – Coleção sanguínea em lábio e região perilabial com abaulamento da região. A paciente foi orientada a aplicar compressa no local, e a coleção foi reabsorvida em 15 dias.

Branqueamento

Logo após o procedimento, algumas poucas áreas podem apresentar-se mais brancas em comparação com o tecido adjacente, o que não significa, necessariamente, oclusão vascular. Em caso de dúvida, convém observar o tempo de enchimento capilar local e solicitar a reavaliação do paciente algumas horas depois. Caso o branqueamento seja extenso ou acompanhado de livedo, deve ser suspeitada uma oclusão vascular.

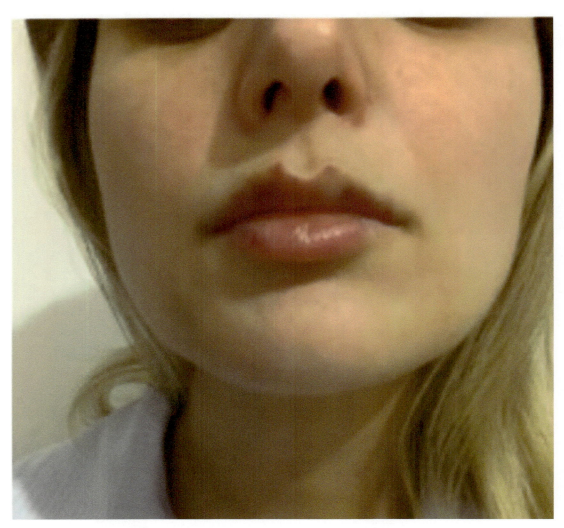

Figura 99 Branqueamento labial localizado 1 dia após preenchimento labial. A paciente não apresentava dor no local e a perfusão estava adequada. O branqueamento desapareceu no dia seguinte.

Oclusão vascular

A complicação mais temida durante os procedimentos de preenchimento, independentemente da localização, é a oclusão vascular. Por sua anatomia única, e em razão do aumento progressivo do número de procedimentos realizados por profissionais nem sempre adequadamente qualificados ou treinados, os lábios constituem uma região em que essa complicação é comumente relatada.

A oclusão vascular ocorre quando o ácido hialurônico é injetado diretamente no vaso ou nas adjacências, causando obstrução de sua luz ou compressão extrínseca.

Alguns fatores devem ser levados em consideração ao lidarmos com uma complicação vascular. São eles:

- Volume injetado – quanto menor, mais fácil de tratar e manejar.
- Diâmetro da artéria.
- Pressão ao injetar – lembre-se da regra *Low* (baixo volume) *and Slow* (injetar devagar).
- Grau de vasoconstrição do vaso.
- Grau de anastomoses do vaso.

Portanto, ao realizarmos preenchimentos em lábios, optamos pelo uso de agulhas nos planos mais superficiais, ao passo que a utilização de cânulas é mais segura e eficaz nos procedimento executados nos planos em que a artéria esteja mais comumente localizada.

Ao suspeitarmos de oclusão vascular, a primeira medida a ser tomada consiste em interromper imediatamente a injeção e observar o tecido que está sendo injetado.

O primeiro sinal de oclusão vascular é um discreto branqueamento com edema da área tratada do trajeto vascular, seguido por um livedo que se instala após alguns minutos e progride com arroxeamento da região e, caso nada seja feito, necrose, escaras e cicatrizes.

Esse é um dos motivos pelos quais recomendamos veementemente que, antes de injetar em qualquer área da face, você aspire e observe a agulha. Uma aspiração negativa não garante que você estará fora do vaso, mas uma positiva vai revelar que você está dentro dele e deve mobilizar sua agulha ou cânula.

Após oclusão vascular, a dor pode ser intensa ou leve/moderada nas fases iniciais e não deve ser o único fator a guiar a conduta, e sim mais um aspecto a ser considerado na tomada de decisões.

A oclusão vascular é uma emergência médica e deve ser manejada como tal. Para tanto, ao suspeitar de ou diagnosticar uma oclusão vascular, você deve parar de injetar imediatamente e reavaliar o tecido. Para isso, alguns passos devem ser executados.

Nesses casos, é fundamental o uso de hialuronidase em doses suficientes para degradar o produto e com o tratamento de todo o local afetado com o intuito de permitir a permeação do produto na parede do vaso e a dissolução do ácido hialurônico. Injeções de 600 a 2.000UI devem ser aplicadas a cada 30 minutos a 1 hora, caso não tenha sido obtida a reperfusão do tecido.

Além das citadas, outras medidas devem ser implementadas, como:

- Uso de compressas mornas.
- Ácido acetilsalicílico (AAS), 300mg/dia VO por 7 dias.
- Prednisona, 40mg/dia VO.
- Sildenafila, 50mg a cada 24 horas por 3 a 5 dias.
- Considerar o uso de clexane, 60mg SC a cada 12 horas.
- Considerar, também, o uso de câmera hiperbárica.

Capítulo 19
Considerações Finais

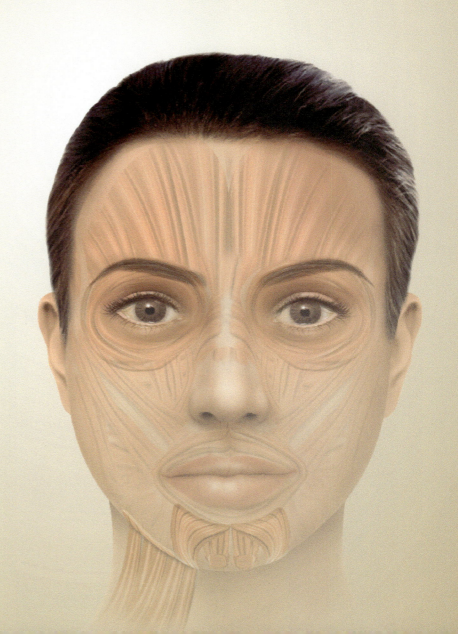

Nosso livro chega ao fim, e espero que ele tenha representado uma linda jornada para você, assim como foi para mim.

A partir de agora, você pode se considerar um *expert* em lábios. Conhece os formatos labiais e os planos de aplicação, tendo em mãos as melhores técnicas e ferramentas para transformar a maneira como você vê e aborda os lábios.

Não demore para colocar todo esse aprendizado em prática. Chame um parente ou uma colaboradora para iniciar o treinamento de técnica e surpreenda a si mesmo e a seus pacientes!

Meu objetivo foi deixá-lo apto para realizar os melhores preenchimentos labiais, tornando-se uma referência na área e ser reconhecido e remunerado como merece.

Se você gostou deste livro, indique! Sua boa ação com certeza derramará muitas bênções sobre você.

Com amor!

Bibliografia

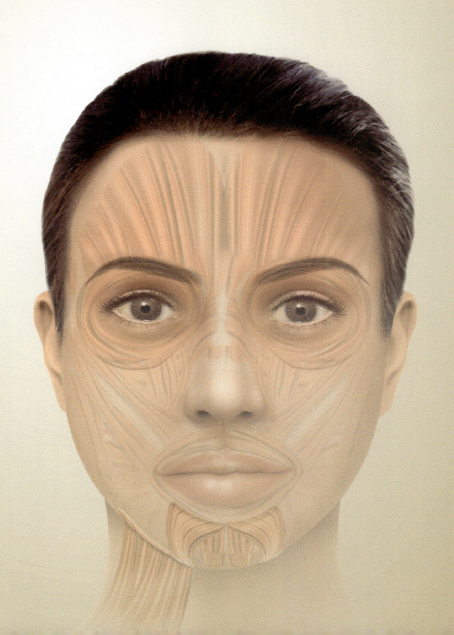

BIBLIOGRAFIA

Abduljabbar MH, Basendwh MA. Complications of hyaluronic acid fillers and their management. J Dermatology & Dermatologic Surg 2016; 20(2):100-6. doi: 10.1016/j.jdds.2016.01.001.

Abdulrasheed I, Eneye AM. Philtral columns and nostril shapes in Nigerian children: A morphometric and aesthetic analysis. Plast Surg Int 2013; 2013:382754. doi: 10.1155/2013/382754.

Abtahi-Naeini B, Faghihi G, Shahmoradi Z, Saffaei A. Filler migration and extensive lesions after lip augmentation: Adverse effects of polydimethylsiloxane filler. J Cosmet Dermatol 2018 Dec; 17(6):996-9. doi: 10.1111/jocd.12476.

Alam M, Kakar R, Dover JS et al. Rates of vascular occlusion associated with using needles vs cannulas for filler injection. JAMA Dermatol 2021 Feb; 157(2):174-80. doi: 10.1001/jamadermatol.2020.5102.

Arx T, Tamura K, Yukiya O, Lozanoff S. The face: a vascular perspective. A literature review. Swiss Dent J 2018 May 14; 128(5):382-92. doi: 10.61872/sdj-2018-05-405.

Blandford AD, Hwang CJ, Young J, Barnes AC, Plesec TP, Perry JD. Micro-anatomical location of hyaluronic acid gel following injection of the upper lip vermillion border: Comparison of needle and microcannula injection technique. Ophthalmic Plast Reconstr Surg 2018 May/Jun; 34(3):296-9. doi: 10.1097/IOP.0000000000000960. Disponível em: https://www.cba-medicine.com/wp-content/uploads/2020/08/Lips-CBAM.pdf.

Braz AV, Sakuma T. Anatomia da face. In: Atlas de anatomia e preenchimento global da face. 1. ed. Rio de Janeiro: Guanabara Koogan 2022; 2:14-95.

Briedis J, Jackson IT. The anatomy of the philtrum: Observations made on dissections in the normal lip. Br J Plast Surg 1981 Apr; 34(2):128-32. doi: 10.1016/s0007-1226(81)80077-x.

Calvisi L, Gilbert E, Tonini D. Rejuvenation of the perioral and lip regions with two new dermal fillers: The Italian experience with Vycross™ Technology. J Cosmet Laser Ther 2017 Feb; 19(1):54-8. doi: 10.1080/14764172.2016.1247960.

Carey JC, Cohen MM Jr., Curry CJR, Devriendt K, Holmes LB, Verloes A. Elements of morphology: Standard terminology for the lips, mouth, and oral region. Am J Med Genet 2009; 149A:77-92.

Cherobin ACFP et Tavares GT. Segurança dos anestésicos tópicos. An Bras Dermatol. 2020;95(1):82-90

Corduff N. The 12-point revitalization guide to pan-facial application of injectable fillers in older women. J Clin Aesthet Dermatol 2018 Aug; 11(8):35-40.

Cotofana S, Alfertshoder M, Schenck TL et al. Anatomy of the superior and inferior labial arteries revised: An ultrasound investigation and implication for lip volumization. Aesth Surg J 2020; 40(12):1327-35. doi: 10.1093/asj/sjaa137.

Cotofana S, Hong WJ, Horne J et al. Intralabial lip compartments and their potential clinical relevance. Plast Reconstr Surg 2024 Jun; 153(6):1293-300. doi: 10.1097/PRS.0000000000010820.

Cotofana S, Lachman N. Arteries of the face and their relevance for minimally invasive facial procedures: An anatomical review. Plast Reconstr Surg 2019; 143(2):416-26.

Cotofana S, Pretterklieber B, Lucius R et al. Distribution pattern of the superior and inferior labial arteries: Impact for safe upper and lower lip augmentation procedures. Plast Reconstr Surg 2017 May; 139(5):1075-82. doi: 10.1097/PRS.0000000000003244.

Eppley BL, Aalst JA, Robey A, Havlik RJ, Sadove AM. The spectrum of orofacial clefting. Plast Reconstr Surg 2005 Jun; 115(7):101e-114e. doi: 10.1097/01.prs.0000164494.45986.91.

Fagien S, Bertucci V, von Grote E, Mashburn JH. Rheologic and physicochemical properties used to differentiate injectable hyaluronic acid filler products. Plast Reconstr Surg 2019 Apr; 143(4):707e-720e. doi: 10.1097/PRS.0000000000005429.

Fundarò SP, Salti G, Malgapo DMH, Innocenti S. The rheology and physicochemical characteristics of hyaluronic acid fillers: Their clinical implications. Int J Mol Sci 2022 Sep; 23(18):10518. doi: 10.3390/ ijms231810518.

Ghana S, Sattler S, Frank K et al. Treating the lips and its anatomical correlate in respect to vascular compromise. Facial Plast Surg 2019; 35:193-203. doi: 10.1055/s-0039-1683856.

Ghannam S, Sattler S, Frank K et al. Treating the lips and its anatomical correlate in respect to vascular compromise. Facial Plast Surg 2019 Apr; 35(2):193-203. doi: 10.1055/s-0039-1683856.

Gomi T, Imamura T. Age-related changes in the vasculature of the dermis of the upper lip vermilion. Albany, NY: Aging 2019 Jun; 11(11):3551-60. doi: 10.18632/aging.101996.

Greene RM. Comparing the use of injectable fillers for the youthful lip and the more mature lip. Facial Plast Surg 2019; 35:134-9.

Gupta A, Miller PJ. Management of lip complications. Facial Plast Surg Clin North Am 2019 Nov; 27(4):565-70. doi: 10.1016/j.fsc.2019.07.011.

Harris S, Alfertshofer M, Allen R et al. Introduction of the lip classification of tubercles: A novel approach to minimally invasive aesthetic lip treatments. Aesthet Surg J Open Forum 2023 Mar; 5:ojad007. doi: 10.1093/ asjof/ojad007.

Heidekrueger PI, Juran S, Szpalski C, Larcher L, Ng R, Broer PN. The current preferred female lip ratio. J Craniomaxillofac Surg 2017 May; 45(5):655-60. doi: 10.1016/j.jcms.2017.01.038.

Heidekrueger PI, Szpalski C, Weichman K et al. Lip attractiveness: A cross-cultural analysis. Aesth Surg J 2017 Jul-Aug; 37(7):828-36. doi: 10.1093/asj/sjw168.

Hernandez PMQ, Cotrin P, Valarelli FP et al. Evaluation of the attractiveness of lips with different volumes after filling with hyaluronic acid. Scient Rep 2023; 13:4589. doi: 10.1038/s41598-023-31332-1.

Hotta TA. Understanding the perioral anatomy. Plast Surg Nurs 2016 Jan-Mar; 36(1):12-8; quiz E1. doi: 10.1097/PSN.0000000000000126.

Hwang K, Kim DJ, Hwang SH. Musculature of the pars marginalis of the upper orbicularis oris muscle. J Craniofac Surg 2007 Jan; 18(1):151-4. doi: 10.1097/01.scs.0000248649.77168.ec.

Jewel ML. Commentary on: Cannula vs sharp needle for placement of soft tissue fillers: an observational cadaver study. Aesth Surg J 2018; 38(1):89-91.

Jiang L, Yin N, Wang Y, Song T, Wu D, Li H. Three-dimensional visualization of blood supply of the upper lip using micro-CT and implications for plastic surgery. Clin Anat 2021; 34:191-8. doi: 10.1002/ca.23606.

Jiang R, Bush JO, Lidral AC. Development of the upper lip: morphogenetic and molecular mechanisms. Dev Dyn 2006 May; 235(5):1152-66. doi: 10.1002/dvdy.20646.

Kar M, Muluk NB, Bafaqeeh SA, Cingi C. Is it possible to define the ideal lips? Acta Otorhinolaryngol Ital 2018; 38(1):67-72.

Kim JE, Sykes JM. Hyaluronic acid fillers: History and overview. Facial Plast Surg 2011 Dec; 27(6):523-8. doi: 10.1055/s-0031-1298785.

Kisyova R, Kharki A. Using a needle versus cannula: The advantages and disadvantages. J Aesth Nurs 2020; 9(2):81-3.

Kobayashi Y, Matsushita S, Morikawa K. Effects of lip color on perceived lightness of human facial skin. Iperception 2017 Jul; 8(4):2041669517717500. doi: 10.1177/2041669517717500. Erratum in: Iperception 2019 Aug; 10(4):2041669519865375. doi: 10.1177/2041669519865375.

Kollipara R, Walker B, Sturgeon A. Lip measurements and preferences in Asians and Hispanics: A brief review. J Clin Aesthet Dermatol 2017 Nov; 10(11):19-21.

Kroumpouzos G, Harris S, Bhargava S, Wortsman X. Complications of fillers in the lips and perioral area: Prevention, assessment, and management focusing on ultrasound guidance. J Plast Reconstr Aesthet Surg 2023 Sep; 84:656-69. doi: 10.1016/j.bjps.2023.01.048.

Latham RA, Deaton TG. The structural basis of the philtrum and the contour of the vermilion border: A study of the musculature of the upper lip. J Anat 1976 Feb; 121(Pt 1):151-60.

Lecocq G, Trung LTT. Smile esthetics: Calculated beauty? Int Orthod 2014 Jun; 12(2):149-70. doi: 10.1016/j.ortho.2014.03.015.

Lee KL, Lee HJ, Youn KH, Kim HJ. Positional relationship of superior and inferior labial artery by ultrasonography image analysis for safe lip augmentation procedures. Clin Anat 2019: 1-7. doi: 10.1002/ca.23379.

Liew S, Silberberg M, Chantrey J. Understanding and treating different patient archetypes in aesthetic medicine. J Cosmet Dermatol 2020 Feb; 19(2):296-302. doi: 10.1111/jocd.13227.

Lima AS, Gubert M. The lips shapes: A new approach to sculpt beautiful lips. J Clin Exp Dermatol Res 2023; 14:639.

Luthra A. Shaping lips with fillers. J Cutan Aesthet Surg 2015 Jul-Sep; 8(3):139-42. doi: 10.4103/0974-2077.167269.

McCarn KE, Park SS. Lip reconstruction. Facial Plast Surg Clin North Am 2005 May; 13(2):301-14. doi: 10.1016/j.fsc.2004.11.005.

McNamara D. Lips' color characteristics appear to vary by ethnicity, age. Dermatology News, 2008. Disponível em: https://www.mdedge.com/dermatology/article/7089/pigmentation-disorders/lips-color-characteristics-appear-vary-ethnicity-age.

Mitchell CAG, Pessa JE, Schaverien MV, Rohrich RJ. The philtrum: Anatomical observations from a new perspective. Plast Reconstr Surg 2008 Dec; 122(6):1756-60. doi: 10.1097/PRS.0b013e31817d6160.

Molliard SG, Bétemps JB, Hadjab B, Topchian D, Micheels P, Salomon D. Key rheological properties of hyaluronic acid fillers: From tissue integration to product degradation. Plast Aesthet Res 2018; 5:17. doi: 10.20517/2347-9264.2018.10.

Nicolau PJ. The orbicularis oris muscle: A functional approach to its repair in the cleftlip. Br J Plast Surg 1983 Apr; 36(2):141-53. doi: 10.1016/0007-1226(83)90081-4.

Ogle OE, Mahjoubi G. Advances in local anesthesia in dentistry. Dent Clin North Am. 2011 Jul;55(3):481-99, viii. doi: 10.1016/j.cden.2011.02.007. PMID: 21726685.

Paixão M. Conheço anatomia labial? Implicações para o bom preenchimento. Surg Cosmet Dermatol 2015; 7(1):10-5.

Papadopoulus T. Commentary on: Anatomy of the superior and inferior labial arteries revised: An ultrasound investigation and implication for lip volumization. Aesth Surg J 2020: 1-5.

Pascali M, Quarato D, Carinci F. Filling procedures for lip and perioral rejuvenation: A systematic review. Rejuvenation Res 2018 Dec; 21(6):553-9. doi: 10.1089/rej.2017.1941.

Peck S, Peck L. Selected aspects of the art and science of facial esthetics. Semin Orthod 1995 Jun; 1(2):105-26. doi: 10.1016/s1073-8746(95)80097-2.

Penna V, Fricke A, Iblher N, Eisenhardt SU, Stark GB. The attractive lip: A photomorphometric analysis. J Plast Reconstr Aesthet Surg 2015; 68:920e929. doi: 10.1016/j.bjps.2015.03.013.

Penna V, Stark GB, Eisenhardt SU, Bannasch H, Iblher N. The aging lip: A comparative histological analysis of age-related changes in the upper lip complex. Plast Reconstr Surg 2009; 124(2): 624-8. doi: 10.1097/PRS.0b013e3181addc06.

Pires DF, Wille MM. Aspectos morfológicos para o preenchimento labial: Revisão de literatura. Trabalho de conclusão do curso de Odontologia – Universidade Federal do Paraná, 2023.

Prabu NM, Kohila K, Sivaraj S, Prabu PS. Appraisal of the cephalometric norms for the upper and lower lips of the South Indian ethnic population. J Pharm Bioallied Sci 2012 Aug; 4(Suppl.2):S136-8. doi: 10.4103/0975-7406.100215.

Ramaut L, Tonnard P, Verpaele A, Verstraete K, Blondeel P. Aging of the upper lip: Part I: A retrospective analysis of metric changes in soft tissue on magnetic resonance imaging. Plast Reconstr Surg 2019 Feb; 143(2):440-6. doi: 10.1097/PRS.0000000000005190.

Reymond R, Kohler C. The lips: 45 injection techniques for esthetic lip enhancement. Quintessence, 2022.

Ricketts RM. A foundation for cephalometric communication. Am J Orthodontics 1960; 46:330-57.

Rogers CR, Mooney MP, Smith TD et al. Comparative microanatomy of the orbicularis oris muscle between chimpanzees and humans: Evolutionary divergence of lip function. J Anat 2009; 214:36-44.

Salam GA. Regional anesthesia for office procedures: part I. Head and neck surgeries. Am Fam Physician. 2004 Feb 1;69(3):585-90. PMID: 14971840.

Salibian AA, Bluebond-Langner R. Lip lift. Facial Plast Surg Clin N Am 2019: 1-6. doi: 10.1016/j.fsc.2019.01.004.

Sandoval SE, Cox JA, Koshy JC, Hatef DA, Hollier LH. Facial fat compartments: A guide to filler placement. Sem Plast Surg 2009; 23(4):283-7.

Sarnoff DS, Gotkin RH. "Six steps to the 'perfect' lip." J Drugs in Dermatol 2012: 1081-8.

Senders CW, Peterson EC, Hendrickx AG, Cukierski MA. Development of the upper lip. Arch Facial Plast Surg 2003 Jan-Feb; 5(1):16-25. doi: 10.1001/archfaci.5.1.16.

Smarius B, Loozen C, Manten W, Bekker M, Pistorius L, Breugem C. Accurate diagnosis of prenatal cleft lip/palate by understanding the embryology. World J Method 2017 Sep; 7(3):93-100.

Smarrito S, Smarrito-Menozzi C, Florence B. "Bi-Bi" technique for lip augmentation: A retrospective study on 30 cases. J Cosmet Dermatol 2022; 21:4339-44.

Surek CC, Guisantes E, Schnarr K, Jelks G, Beut J. "No-Touch" technique for lip enhancement. Plast Reconstr Surg 2016 Oct; 138(4):603e-613e. doi: 10.1097/PRS.0000000000002568.

Takahashi I. Effects of vermilion height on lip esthetics in Japanese and Korean orthodontists and orthodontic patients. Angle Orthodontist 2014; 84(2).

Tansatit T, Apinuntrum P, Phetudom T. A typical pattern of the labial arteries with implication for lip augmentation with injectable fillers. Aesthetic Plast Surg 2014 Dec; 38(6):1083-9. doi: 10.1007/s00266-014-0401-8.

Tansatit T, Phumyoo T, MCCabe H, Jitaree B. Translucent and ultrasonographic studies of the inferior labial artery for improvement of filler injection techniques. Plast Reconstr Surg Glob Open 2019 Sep; 7(9):e2399. doi: 10.1097/GOX.0000000000002399.

Tay JQ. Re: Complications of fillers in the lips and perioral area: Prevention, assessment, and management focusing on ultrasound guidance. J Plast Reconstr Aesth Surg 2023 Sep; 84:654-5. doi: 10.1016/j.bjps.2023.03.007.

Tong CCL, Vandrgriend ZP, Lee YH, Lawson W. Anatomical basis for lip reconstruction: The role of the modiolus. Ann Plast Surg 2019 May; 82(5): 565-9.

Tonnard PL, Verpaele AM, Ramaut LE, Blondeel PN. Aging of the upper lip: Part II — Evidence-based rejuvenation of the upper lip — A review of 500 consecutive cases. Plast Reconstr Surg 2019 May; 143(5):1333-42. doi: 10.1097/PRS.0000000000005589.

Trévidic P, Criollo-Lamilla G. French kiss technique: An anatomical study and description of a new method for safe lip eversion. Dermatol Surg 2020 Nov; 46(11):1410-7. doi: 10.1097/DSS.0000000000002325.

Umale VV, Singh K, Azam A, Bhardwaj M, Rohit K. Evaluation of horizontal lip position in adults with different skeletal patterns: A cephalometric study. J Oral Health Craniofac Sci 2017; 2:9-16. doi: 10. 29328/ journal. johcs.1001005.

Van Loghem JA, Huzzah D, Kerscher M. Cannula versus sharp needle for placement of soft tissue fillers: An observational cadaver study. Aesth Surg J 2016: 1-16.

Vastardis H, Spyropoulos MN, Burdi AR. Re-visiting the embryogenesis of the human lower lip: An overlooked paradigm. Front Physio 2012; 3:333. doi: 10.3389/fphys.2012.00333.

Vent J, Lefarth F, Massing T, Angerstein W. Do you know where your fillers go? An ultrastructural investigation of the lips. Clin Cosmet Investig Dermatol 2014 Jun; 7:191-9. doi: 10.2147/CCID.S63093.

Votto SS, Read-Fuller A, Reddy L. Lip augmentation. Oral Maxillofacial Surg Clin N Am 2021: 1-11. doi: 10.1016/j.coms.2021.01.004.

Werschler WP, Fagien S, Thomas J, Paradkar-Mitragotri D, Rotunda A, Beddingfield FC 3rd. Development and validation of a photographic scale for assessment of lip fullness. Aesthet Surg J 2015 Mar; 35(3):294-307. doi: 10.1093/asj/sju025.

Wong WW, Davis DG, Camp MC, Gupta SC. Contribution of lip proportions to facial aesthetics in different ethnicities: A three-dimensional analysis. J Plast Reconstr Aesthet Surg 2010 Dec; 63(12):2032-9. doi: 10.1016/j.bjps.2009.12.015.

Wu SQ, Pan BL, Ann Y, Na JX, Chen LJ. Lip morphology and aesthetics: Study review and prospects in plastic surgery. Aesth Plast Surg 2018 Nov; 43(3):637-43. doi: 10.1007/s 00266-018-1268-x.

Yoon H, Sun Chung In, Seol EY, Park BY, Park HW. Development of the lip and palate in staged human embryos and early fetuses. Yonsei Med J 2000; 41(4):477-84.

Índice Remissivo

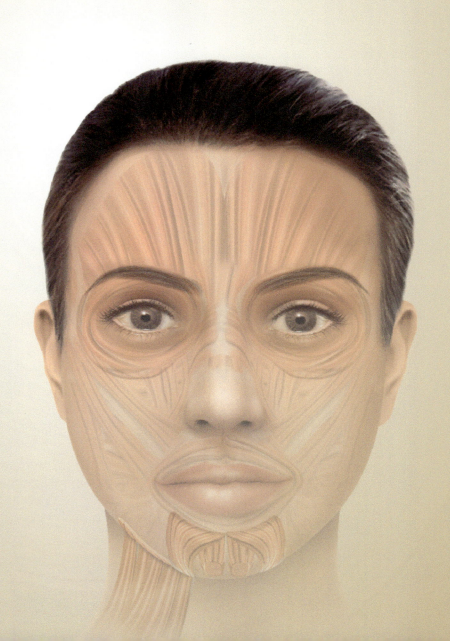

ÍNDICE REMISSIVO

Obs.: números em *itálico* indicam figuras; números em **negrito** indicam quadros e tabelas.

A

Ácido(s) hialurônico(s)
  bifásicos, **100**
  coeso e não coeso, diferença
    entre, *102*
  em retroinjeções lineares com o
    uso de, esquema de
    aplicação, *165*
  monofásicos, 100
  na técnica de feixes mediolaterais,
    esquema final de aplicação, *169*
  processo de fabricação e
    reticulação do, *100*
  reologia do, 97
Agulha(s)
  30G no plano subcutâneo
    superficial, *95*
  direcionamento para tratamento
    da região do compartimento de
    gordura superficial lateral dos
    lábios, *130*
  introdução no plano subcutâneo
    superficial, *120*
  ou cânulas para executar o
    preenchimento labial, 93
Alongamento do lábio superior, 88
Anatomia labial, 3
  externa, 10, *11*
  clássica, *37*
Anestesia
  do lábio inferior, 112
  do nervo mentoniano, 111
  infiltrativa intraoral, 115
    materiais, 115
  labial, 105
  local no vermelhão dos lábios, 107
  tópica, 109
  troncular, 110
    intraoral, 112
Anestésicos
  locais, **110**
  tópicos, 109
Ângulo mentolabial, *29*
Antibióticos para biofilme, **191**
Aparência de "bico de pato", 126
Arcada dentária, *113*
Arco do cupido, 10, *11*

B

Bloqueio
  intraoral de troncos nervosos
    materiais utilizados, 112
  troncular, 111
Branqueamento, 194
  labial localizado 1 dia após
    preenchimento labial, *194*

C

Cânula (s)
  no compartimento
    intramuscular, 168
  no plano intramuscular, *165*
  no plano subcutâneo profundo
    para versão localizada do lábio
    superior, *177*
  no plano subcutâneo
    superficial, *121*
  pertuito de entrada na técnica de
    feixes mediolaterais, *167*
Cefalometria aplicada aos lábios, 25
Classificação
  atualizada de Harris para os
    lábios superiores, *44*
  de Harris, 41, *42, 43*
Coesividade, 102
Compartimento(s)
  de gordura labial anterior, *39*
  de gordura labial posterior, *39*
  labiais, 37
Complicações
  do preenchimento labial, 185
    não vasculares, 187
    vasculares, 192
  não vasculares
    edema tardio intermitente e
      persistente, 189
    edema, prurido discreto e dor
      leve, 188
    herpes labial, 187
    irregularidades,188
    nódulos, 190
    sensação de ressecamento, 188
  vasculares
    branqueamento, 194
    hematomas e equimoses, 192
    oclusão vascular, 195
Covinha, 82
Cristas filtrais, 10, *11*
Crosslinking, 99

D

Depressão filtral, 10, *11*
Dor leve, 188

E

Edema, 188
  tardio intermitente e
    persistente, 189
Elasticidade, 103
Elementos gemétricos observados
  nos lábios, 65
Envelhecimento labial, *85*

Equimose, 192
  labial, *193*
Estômio, 10, *11*
Estruturas labiais e nasal,
  desenvolvimento das, *5*
Eversão labial, 173
  localizada, técnica para, 176

F

Fence technique, 126, 129
  tratamento completo dos lábios
    superior e inferior por
    meio da, *131*
  tratamento do lábio inferior
    através da, esquema, *131*
  tratamento do lábio superior por
    meio da, esquema, *130*
  trajeto percorrido pela agulha, no
    plano subcutâneo superficial
    para realização da, *129*
Fibras do músculo orbicular da
  boca, decussação das, *80*
Filtro, 10, *11*
  labial, 77, *79*
    formatos, classificação, *83*
    vascularização do, *81, 82*
    espessamento muscular vertical
      ao longo do, 80
Formato(s) labial(is), 50, 51
  como surgem, 57
  de coração, 54, *54*
  fino, 55, *55*
  oval, 56, *56*
  padrão, 51, *52*
  técnicas para melhorar o, 123
  versus volume labial, 58
  volumoso, 53, *53*

G

G prime, 103
G', 103
Gel(is)
  coeso, *102*
  com alta viscosidade, *101*
  com alto G', *103*
  com baixa viscosidade, *101*
  com baixo G', 103, *103*
  em relação às forças de
    cisalhamento,
    comportamento do, *103*
  não coeso, *102*

H

Hematoma, 192
  após preenchimento labial, *192*

ÍNDICE REMISSIVO

Herpes labial, 187
  orientações para
    tratamento do, **187**
Hipoplasia de volume nos
  tubérculos labiais superiores
  laterais, *177*
Homúnculo de Penfield, *12*

I

Inervação
  sensitiva de cada divisão do nervo
    trigêmeo, território de, *114*
  sensorial dos lábios, *108*
Irregularidades, 188
  verificadas após o esticamento dos
    lábios nos primeiros dias após o
    preenchimento labial, *189*

L

Lábio(s)
  cefalometria aplicada aos, 25
  cheios, 3
  cutâneo, 10
    inferior, 10, *11*
  de formato volumoso, *75*
  elementos geométricos podem ser
    observados nos, 65
  em diferentes etnias, 69
  em pacientes hispânicos, 75
  em formato de coração, comum
    em indivíduos de ascendência
    oriental, *74*
  em M, paciente com, *177*
  em pacientes
    asiáticos, 74
    caucasianos, 72
    negros, 73
  femininos, traços
    característicos dos, *65*
  finos, comumente encontrados
    em indivíduos de ascendência
    caucasiana, *72*
  inervação motora dos, 12
  inervação sensorial dos, 13, *14, 108*
  inferior, 5
  linha medial da íris coincidindo
    com o tamanho dos, *30*
  masculinos
    traços característicos dos, *66*
    variações das técnicas *A. Lips* e
    russa, 147
  superior, 5
  superiores do embrião, fusão
    dos processos nasomedial,
    nasolateral e maxilar na
    formação dos, *4*
  trapezoide, 67
  volumoso em indivíduos de
    ascendência africana, *73*

Largura labial, 30
Linha
  de Ricketts, 32
  e curvas H em relação
    aos tubérculos labiais,
    posicionamento, *47*
  E de Ricketts, *33*
  medial da íris coincidindo com o
    tamanho dos lábios, *30*
  S de Steiner, *34*

M

Massagem labial, 148
Musculatura das regiões labial e
  perilabial, 15
Músculo(s)
  bucinador, 15
  depressor do ângulo da boca, 15
  depressor do lábio inferior, 19
  elevador do lábio superior e da
    asa do nariz, 17
  elevador do lábio superior, 17
  levantador do ângulo da boca, 15
  mentual, 19
  orbicular da boca, 15
  platisma *pars modiolaris*, 15
  que se originam da borda inferior
    da mandíbula e se inserem na
    pele do lábio inferior, *20*
  que se originam da maxila e se
    inserem no músculo orbicular
    do lábio superior, *18*
  risório, 15
  zigomático maior, 15
  zigomático menor, 17

N

Nódulos, 190
  frios por acúmulo de produto, 190
  por acúmulo de produto após o
    preenchimento labial, *190*
  quentes, 191
  tardios, 191

O

Oclusão vascular, 195

P

Plano subcutâneo profundo, *173*
Pontos cefalométricos, 27
  a serem observados no
    embelezamento labial, *28*
Preenchimento(s)
  com cânula a partir da região
    lateral dos lábios em plano
    intramuscular superficial, *161*

da porção medial do lábio inferior
  feminino por meio da técnica
  A. Lips, *143*
de acordo com os formatos
  labiais, *59*
de lábios masculinos,
  particularidades, 146
do contorno labial do lábio inferior
  masculino, *153*
do contorno labial em plano
  subcutâneo superficial em
  lábios femininos, etapas, *153*
labial(is)
  focados, plano adequado, *159*
  agulhas ou cânulas para
    executar, 93
  complicações do, 185
  evolução normal nos primeiros
    dias após, *184*
  complicações, 185
  orientações após, 181
  técnicas para, 117
Processo
  de envelhecimento labial, 87
  nasomedial, nasolateral e
    maxilar, fusão dos, *4*
Projeção labial
  no plano subcutâneo profundo,
    ilustrações esquemáticas do
    tratamento do lábio inferior
    para, *179*
  técnica para, 178
Prurido discreto, 188
Pulsação da artéria labial, 127, 150,
  163

R

Reologia dos ácidos hialurônicos, 97
Ressecamento, sensação de, 188
Reticulação, 99
Retroinjeções
  horizontais na região do
    compartimento de gordura
    superficial lateral do lábio
    inferior, *144*
  lineares nos tubérculos laterais do
    lábio inferior, *144*
Rolo branco, 10, *11*
Russian lips, 126, 134

S

Subnásio, 10, *11*

T

Técnica (s)
  A. Lips, 137
    para lábios femininos, 143
    para lábios masculinos, 145

preenchimento da porção
medial do lábio inferior
feminino por meio da, *143*
tratamento do lábio inferior
com a, esquema, *145*
desenho mostrando sua
apresentação no lábio inferior
para valorizar o formato
trapezoide, *147*
passo a passo, *139-142*
anestésicas, 107
de feixes lineares horizontais, 149
com cânula, 162
materiais, 149
técnica do contorno labial, 151
técnica dos tubérculos
labiais, 154
de feixes mediolaterais, 166
lábios de pacientes
masculinos, 167
em lábios masculinos, diferença
entre a aplicação dos *bolus* e o
pertuito de entrada na, 170
de feixes paralelos verticais, 126

de feixes verticais associada
à técnica de feixes horizontais
em lábios inferiores
masculinos, *146*
de preenchimento do lábio inferior
feminino, 143
de preenchimento do lábio inferior
masculino, 145
do contorno labial, 151
dos tubérculos labiais, 154
passos para a realização, *155, 156*
lifting labial não cirúrgico, 154
para eversão e projeção labial, 171
materiais, 174
para eversão labial localizada, 176
para melhorar o formato labial, 123
para preenchimento labial, 117
para projeção labial, 178
russa, 134
preenchimento do lábio inferior
por meio da, *136*
primeiro passo para tratamento
do lábio superior com, *134*

tratamento do lábio superior
com, esquema, *135*
tratamento dos lábios
inferior e superior com,
esquema, *136*
Tenting technique, 125, *133*
modo de aplicação, 132
Terço da porção inferior da face,
proporções ideais dos, *31*
Tubérculos, 10, *11*
labiais, posicionamento, *46*
labiais inferiores, 20, *11*

V

Vascularização
do filtro labial, *81*
do filtro, 23
labial, 21, *22*
artéria labial superior, 21
Vermelhão dos lábios, 10, *11*
Visagismo, 63
aplicados aos formatos labiais, 61
Viscosidade, 101